W0267631

Kohlhammer

Die Autoren

Prof. Dr. med. Joachim Küchenhoff ist Facharzt für Psychiatrie und Psychotherapie und Facharzt für Psychosomatische Medizin und Psychotherapie und Psychoanalytiker (IPA). Nach dem Studium der Medizin und Philosophie arbeitete er an der Psychiatrischen Universitätsklinik und der Psychosomatischen Klinik in Heidelberg und habilitierte sich dort. Er erhielt 1994 einen Ruf an die Universität Basel. Ab 2007 wirkte er als Direktor der Erwachsenenpsychiatrie Basel-Land bis Juli 2018 und ist seither in freier Praxis tätig. Er ist Vorsitzender des Aufsichtsrates und Gastprofessor der Internationalen Psychoanalytischen Universität Berlin und arbeitet als Chefredakteur des Schweizer Archivs für Neurologie, Psychiatrie und Psychotherapie. Er gehört dem Wissenschaftlichen Beirat des Sigmund-Freud-Instituts in Frankfurt und der Lindauer Psychotherapiewochen an. Seine neuesten Buchpublikationen lauten: »Verständigung und Selbstfindung. Psychoanalytisch-philosophische Gedankengänge« (2019); »Sich verstehen im Anderen. Erkenntniswege der Psychoanalyse« (2019). Auf der Homepage www.praxis-kuechenhoff.ch finden sich weitere Informationen und die Liste aller Publikationen.

Korrespondenzadresse: Prof. Dr. Joachim Küchenhoff, Hohe Winde-Straße 112, CH-4059 Basel, Joachim.Kuechenhoff@unibas.ch

Prof. Dr. phil. Ralf T. Vogel ist Psychologischer Psychotherapeut, Verhaltenstherapeut und Psychoanalytiker, Lehranalytiker und Supervisor an Ausbildungsinstituten unterschiedlicher therapeutischer Schulrichtungen und Honorarprofessor für Psychotherapie und Psychoanalyse an der HfBK in Dresden. Er ist Mitglied verschiedener wissenschaftlicher Gremien, Herausgeber der Schriftenreihe »Analytische Psychologie C. G. Jungs in der Psychotherapie« bei Kohlhammer und Redaktionsmitglied der Zeitschrift »Analytische Psychologie«. Von ihm liegen zahlreiche Fachbücher vor. Dabei liegt sein wissenschaftlicher Schwerpunkt neben der Analytischen Psychologie vorwiegend auf der therapeutischen Arbeit im Umfeld von Tod und Sterben sowie dem Verhältnis der therapeutischen Schulrichtungen. In Ingolstadt ist er in privater Praxis für Psychotherapie und Supervision tätig.

Joachim Küchenhoff
Ralf T. Vogel

Psychotherapie an der Grenze des Machbaren

Verlag W. Kohlhammer

Dieses Werk einschließlich aller seiner Teile ist urheberrechtlich geschützt. Jede Verwendung außerhalb der engen Grenzen des Urheberrechts ist ohne Zustimmung des Verlags unzulässig und strafbar. Das gilt insbesondere für Vervielfältigungen, Übersetzungen und für die Einspeicherung und Verarbeitung in elektronischen Systemen.

Pharmakologische Daten verändern sich ständig. Verlag und Autoren tragen dafür Sorge, dass alle gemachten Angaben dem derzeitigen Wissensstand entsprechen. Eine Haftung hierfür kann jedoch nicht übernommen werden. Es empfiehlt sich, die Angaben anhand des Beipackzettels und der entsprechenden Fachinformationen zu überprüfen. Aufgrund der Auswahl häufig angewendeter Arzneimittel besteht kein Anspruch auf Vollständigkeit.

Die Wiedergabe von Warenbezeichnungen, Handelsnamen und sonstigen Kennzeichen berechtigt nicht zu der Annahme, dass diese frei benutzt werden dürfen. Vielmehr kann es sich auch dann um eingetragene Warenzeichen oder sonstige geschützte Kennzeichen handeln, wenn sie nicht eigens als solche gekennzeichnet sind.

Es konnten nicht alle Rechtsinhaber von Abbildungen ermittelt werden. Sollte dem Verlag gegenüber der Nachweis der Rechtsinhaberschaft geführt werden, wird das branchenübliche Honorar nachträglich gezahlt.

Dieses Werk enthält Hinweise/Links zu externen Websites Dritter, auf deren Inhalt der Verlag keinen Einfluss hat und die der Haftung der jeweiligen Seitenanbieter oder -betreiber unterliegen. Zum Zeitpunkt der Verlinkung wurden die externen Websites auf mögliche Rechtsverstöße überprüft und dabei keine Rechtsverletzung festgestellt. Ohne konkrete Hinweise auf eine solche Rechtsverletzung ist eine permanente inhaltliche Kontrolle der verlinkten Seiten nicht zumutbar. Sollten jedoch Rechtsverletzungen bekannt werden, werden die betroffenen externen Links soweit möglich unverzüglich entfernt.

1. Auflage 2020

Alle Rechte vorbehalten
© W. Kohlhammer GmbH, Stuttgart
Gesamtherstellung: W. Kohlhammer GmbH, Stuttgart

Print:
ISBN 978-3-17-035657-3

E-Book-Formate:
pdf: ISBN 978-3-17-035658-0
epub: ISBN 978-3-17-035659-7
mobi: ISBN 978-3-17-035660-3

»Psychotherapie bleibt Grenzerfahrung, ein Können an der Grenze des Nichtkönnens, ein Mitsein an der Grenze des Fremdbleibens, ein Verstehen an der Grenze des Unverständlichen, ein sympathetisches Mitgehen an der Grenze der undurchdringlichen Geschiedenheit.«

(Gaetano Benedetti, Züricher Tagesanzeiger, 18.12.2013,
aus einem Beitrag von Walter Hollstein)

Inhalt

Einführung

Der vorliegende Band enthält etwas erweitert die Inhalte einer fünftägigen Vorlesung der beiden Autoren auf den 68. Lindauer Psychotherapiewochen: »Erwartung«/»Heimat im 21. Jahrhundert«, 15. bis 27. April 2018 in Lindau.[1]

Die Psychotherapieforschung bestätigt uns immer mehr in unserem klinischen Handeln, indem sie nachweist, wie viel Psychotherapie bewirken kann. Aber als Psychotherapeuten stoßen wir immer neu an Grenzen. Wir können uns bemühen, sie zu verschieben, etwa indem wir neue Gruppen von Patienten[2] einbeziehen und so unseren Wirkungskreis erweitern, z. B. in der Begegnung mit psychotisch erlebenden Menschen oder mit Asylsuchenden und Flüchtlingen. Wir beherrschen allerdings immer nur einige von vielen Verfahren, so dass unsere eigenen Möglichkeiten begrenzt sind und wir anderen den Vortritt je nach Indikation lassen sollten. Schließlich stellen ca. 42 % der in der BRD neu eingeführten psychotherapeutischen Sprechstunden keine Indikation für eine Richtlinienpsychotherapie[3]. Soziale und körperliche Realitäten lassen sich u. U. durch Psychotherapie nicht verändern. Schließlich können wir nicht voraussetzen, dass Patienten, die zu uns kommen, unser Angebot aufgreifen können oder wollen. Was aber The-

1 Dieses Buch stellt eine grundlegend überarbeitete und erweiterte Fassung der Vorlesungen dar, die die Autoren zum gleichen Thema im Rahmen der Lindauer Psychotherapiewochen 2018 gehalten haben (www.auditorium-netzwerk.de).

2 Zugunsten einer lesefreundlichen Darstellung wird in der Regel die neutrale bzw. männliche Form verwendet. Diese gilt für alle Geschlechtsformen (weiblich, männlich, divers).

3 Bühring P (2019), S. 14

rapieziele sind und ob sich erreichbare Ziele festlegen lassen, bleibt grundsätzlich zu hinterfragen.

Der vorliegende Band beansprucht keine umfassende Abhandlung des Themas der psychotherapeutischen Grenzen. Wichtige Themen, wie etwa die durch ethische Verpflichtungen oder berufsrechtliche Vorgaben gesetzten Begrenzungen, bleiben weitgehend ausgespart. Die beiden Autoren nähern sich vielmehr dem Thema jeweils aus ihrem Erfahrungsfeld und spannen den Gegenstandsbereich in seiner Heterogenität auf. Die Frage nach den Grenzen und dem Machbaren sind große Themen philosophischer und psychologischer Erörterungen, die für die Vorlesungsreihe auf vier konkret psychotherapeutisch relevante Themen heruntergebrochen wurden. Dabei geht es in den beiden Themen von Joachim Küchenhoff in erster Linie um therapeutisches *Handeln* an den Grenzen des Machbaren, während Ralf Vogel sich in einem Überblick den dem Psychotherapeutischen *genuin* inhärenten Grenzen zuwendet. Das fünfte Kapitel versucht dann eine Zusammenschau, nicht um die behandelten Themen endgültig abzuschließen, sondern um weitergehende Diskussionen im fachlichen Raum anzuregen. Wenn wir als Psychotherapeuten an den Grenzen des Machbaren arbeiten, so sind wir aufgerufen, uns in der durch die Vorlesung aufgespannten Polarität zu bewegen: Wir wollen den Umfang des Machbaren erweitern und dadurch viele Menschen mit unseren Verfahren erreichen, die bislang von uns nicht profitieren konnten. Wir müssen uns zugleich die Grenzen unserer Möglichkeiten immer bewusst halten, um nicht einem keineswegs nur in der Psychotherapie spürbaren Zwang zur Selbstoptimierung und Perfektionssuche zu erliegen.

1. Vorlesung
Psychotherapie mit Flüchtlingen – Grenzen der Psychotherapie

Joachim Küchenhoff

Begründungen

Flüchtlinge und Asylanten[4] brauchen unsere Hilfe. Sie brauchen u. U. auch unsere psychotherapeutische Hilfe. Aber wenn Psychotherapie, wie das Wort sagt, die Behandlung seelischer Nöte oder wenn Psychotherapie die Behandlung mit psychologischen Mittel ist, dann kommt sie als Angebot gegenüber Flüchtlingen – und nicht nur da – an ihre Grenze, da Menschen, die ihre Heimat verloren haben, die keine Bleibe im Gastland haben, die ohne Geld angekommen sind, noch andere Formen der Unterstützung brauchen, unmittelbare und handfeste eben. Damit ist Psychotherapie aber in keiner Weise überflüssig. Sie muss indes eingebunden sein in eine hilfreiche Umgebung, die materielle und organisatorische Hilfen ebenso enthält. Darin andererseits unterscheiden sich die unterstützenden Maßnahmen der Flüchtenden nicht von den Behandlungsgrundsätzen in anderen Bereichen. Nehmen wir als Beispiel die Arbeit mit chronisch psychotisch erlebenden Menschen, auf die wir in der dritten Vorlesung zu sprechen kommen: Sozialpsychiatrie ist auf die Psychotherapie angewiesen wie auch umgekehrt. Soziale Therapie und Psychotherapie schließen einander nicht aus, sondern ergänzen sich. Die Flüchtlingsarbeit dient exemplarisch dafür, die bio-psycho-soziale Komplexität von Krankheit und Krankheitsversorgung zu zeigen. Deshalb ist ein unterstützendes und beratendes Netzwerk von Menschen wichtig, zu dem der Psychotherapeut gehört, freilich nur als einer von mehreren.

4 Zugunsten einer lesefreundlichen Darstellung wird in der Regel die neutrale bzw. männliche Form verwendet. Diese gilt für alle Geschlechtsformen (weiblich, männlich, divers).

Die Grenzen der Psychotherapie in der Flüchtlingsarbeit zu beachten, bedeutet deshalb auch immer, die Grenzen der eigenen Möglichkeiten und Kompetenzen anzuerkennen und mit anderen zusammenarbeiten zu wollen.

Nun haben wir ganz selbstverständlich von »Krankheit« gesprochen; diese Selbstverständlichkeit müssen wir zurücknehmen. Zwar wissen wir, dass ein hoher Prozentsatz der Menschen, die geflohen sind, traumatisiert ist. Das aber besagt gleichzeitig, dass nicht alle in einem behandlungsbedürftigen Ausmaß seelisch belastet sind. Die Grenzen der Psychotherapie müssen also auch dort ausgelotet werden, wo es um seelische Krankheit oder reale Not geht. Vielleicht helfen dem Flüchtling Beratungsgespräche und Informationen mehr als ein psychotherapeutisches Gespräch im engeren Sinn.

Eine andere Grenze muss noch bedacht und berücksichtigt werden. Es ist die fachliche Grenze der Psychotherapie selbst. Nicht alle Arten der Psychotherapie eignen sich für alle seelischen Störungen, die bei Flüchtlingen auftreten können; das ist klar. Die meisten Verfahren aber sind an das Gespräch gebunden; ohne die Möglichkeiten einer sprachlichen Verständigung kann Psychotherapie an ihre praktischen Grenzen, die Grenzen der Anwendbarkeit, stoßen. Subtiler, schwerer zu fassen, aber ebenso wichtig ist es zu prüfen, ob über die sprachliche Verständigung eine kulturelle möglich ist. Es ist schwer, dort eine Psychotherapie anzubieten, wo das psychotherapeutische Verfahren unbekannt ist und/oder den Gepflogenheiten und kulturellen Werten zuwiderläuft.

Im Folgenden soll es darum gehen, das durch die genannten Begrenzungen eingeschränkte, darum aber auch fachlich besonders attraktive Feld der Psychotherapie mit Flüchtlingen auszumessen. Die Psychotherapie stößt an Grenzen in der transkulturellen Arbeit, aber sie erweitert diese Grenzen auch. Damit ist sie besonders produktiv. Die transkulturelle Psychiatrie und Psychotherapie macht es sich zur Aufgabe, neue Antworten auf viele Fragen zu finden; ihre Erkenntnisse bereichern die Psychotherapie. Die Begegnung mit kulturell Fremden zwingt dazu, sich über den Umgang mit Fremden und mit Fremdem überhaupt Gedanken zu machen. Insofern hält die transkulturelle Arbeit der Psychiatrie überhaupt den Spiegel vor und erlaubt zu sehen, worum es auch sonst in der klinischen Arbeit geht.

Der Ausgangspunkt: die Belastungspotenziale vor, während und nach der Flucht

Um die Grenzen, aber auch die Möglichkeiten einer Psychotherapie mit Flüchtlingen inhaltlich zu bestimmen, ist es hilfreich, zunächst einmal die Herausforderungen, denen Flüchtlinge ausgesetzt sind, darzustellen[5].

Wir müssen als Erstes die schweren Belastungen im Herkunftsland, die ja in der Regel den Ausschlag für die Flucht geben, würdigen.

Ein Bericht, der für viele andere steht[6]:

> »Der 43 Jahre alte Nassor Alharaki war in seinem Heimatland Syrien ein angesehener Tierarzt. Von seiner Arbeit konnte er seine Frau und seine fünf Kinder gut ernähren. Doch der Krieg, der in Syrien tobt, wird immer härter, immer rücksichtsloser. Als sein Haus von Bomben zerstört wurde, verlor er in den Trümmern drei seiner fünf Kinder. Seine Frau und die beiden jüngsten Söhne (5 und 11) überlebten.«

Halten wir kurz inne, um uns die in diesem lapidaren Bericht enthaltene vielfache Traumatisierung vor Augen zu halten: Verlust des eigenen Hauses, Tod von drei Kindern, Verlust des Heimatlands.

> »Er beschloss, mit seiner Frau und den beiden Kindern nach Europa zu fliehen, gelangte ans Mittelmeer und setzte sich in ein Boot mit 700 weiteren Flüchtlingen. ›Wir waren 13 Tage auf dem Wasser. Es war eine schreckliche Zeit‹, sagt er. Als sie endlich in Italien von Bord gingen, freuten sie sich, in Sicherheit zu sein.«

Nach der Traumatisierung in Syrien folgt die unendlich aufreibende Flucht; die ständige Lebensbedrohung, die hygienischen Verhältnisse auf dem Boot, die physische Nähe zu den anderen Flüchtenden, die völlig offene Zukunftsperspektive. Reporter der »Zeit« haben sich unerkannt einem Fluchtboot angeschlossen und einen erschütternden Bericht über ihre Erfahrungen geschrieben.[7]

---

5 Liedl A & Abdallah-Steinkopff B (2017), S. 72

6 http://www.fnp.de/nachrichten/politik/Fluechtlinge-in-Hessen-Einfach-nur-in-Frieden-leben;art673,1582909,2

7 http://www.zeit.de/zeit-magazin/2014/23/fluechtlinge-mittelmeer-syrien-aegypten

Kehren wir aber zum Bericht über Alharaki zurück. Seine Familie erreichte Deutschland und verbrachte sieben Monate in einem Aufnahmezentrum, bis ihr Asylantrag genehmigt wurde und sie sich eine Wohnung suchen konnte. Der Bericht schweigt sich allerdings über die Zustände und das Befinden im Aufnahmezentrum aus.

> »Deutsch konnte Alharaki nicht, als er hierher kam, doch er übt fleißig, da er in Deutschland langfristig wieder als Tierarzt arbeiten möchte, erzählt er. Er ist glücklich darüber, dass ihn die Deutschen so herzlich aufgenommen haben und ist froh, in Sicherheit zu sein. Seine Kinder gehen zur Schule und haben sehr schnell die Sprache gelernt. Er hat sein Glück in Deutschland gefunden – und möchte nicht zurück nach Syrien.«

Der Neubeginn nach der Trennungstraumatisierung scheint im Fall von Alharaki und seiner Familie zu gelingen; dazu gehören als wesentliche Voraussetzungen die herzliche Aufnahme, die eine Zeitlang zu Recht »Willkommenskultur« geheißen hat, die Sicherheit in einem nicht von Krieg bedrohten Land und schließlich die Neugier, das Gastland und seine Sprache kennenzulernen.

Erstaunlich ist, dass in diesem und in vielen anderen Berichten von Verlust und Neubeginn, ganz wenig aber von Trauer die Rede ist. Offenbar steht die Zeit zu trauern nicht oder noch nicht zur Verfügung. Trauerarbeit aber ist dringend geboten, um die traumatischen Erfahrungen in Worte zu fassen und auch nur ansatzweise verarbeiten zu können. Für viele Flüchtlinge gilt, dass der Krieg oder die Ausnahmezustände im Heimatland selbst, aber auch die Umstände der Flucht und schließlich feindselige Haltungen im Gastland kumulativ traumatisierend wirken können. Die Menschen, die geflohen sind, hoffen auf eine andere, eine bessere Zukunft. Sich trennen bedeutet auch, sich zu entwickeln, Zukunft für sich dort zu schaffen, wo sonst keine mehr erkennbar war. Trennungen sind Krisen, und deren Ausgang ist immer ungewiss, sie kann in die Depression, aber auch in eine neue Zuversicht übergehen.

Die Grenzen der Psychotherapie und die unabdingbaren Anderen

Soziale Hilfen

Ausgangspunkt der folgenden Überlegungen ist die Situation des Flüchtlings in der Anfangsphase nach der Ankunft, nach den ersten Wochen und Monaten im Aufnahmezentrum. Er wird an einen Psychiater oder Psychotherapeuten verwiesen, wenn er Glück hat. Aber der kann vielleicht die brennendsten Fragen gar nicht beantworten. Ihm sind u. U. die rechtlichen Regelungen des Gastlandes nicht bekannt, er weiß zu wenig Bescheid, was die finanzielle Unterstützung betrifft, er kennt die dringend notwendigen Schritte für das Wohnen und die Arbeitssuche nicht. Seine Empathie läuft unter Umständen ins Leere, wenn sie nicht an die drängendsten Anforderungen der Existenzabsicherung anknüpft.

Es ist aber auch nicht einfach für den Psychotherapeuten, in die Rolle des Sozialarbeiters zu wechseln, selbst wenn er sie fachlich übernehmen könnte. Denn er ist es, gerade wenn er aus psychodynamischen Kontexten kommt, gewohnt, in seiner eigenen Haltung neutral zu bleiben und die innere Wirklichkeit des Patienten zu bearbeiten. Der Flüchtling aber braucht gerade jemanden, der mit ihm und für ihn Partei ergreift, sich an seine Seite stellt und mit ihm solidarisch ist. Was für die soziale Arbeit selbstverständlich ist, nämlich die Parteilichkeit, ist es aufgrund der Neutralitätsgebote in der Psychotherapie nicht.

Allerdings sollte auch für die Anfangsphase der psychotherapeutischen Hilfe nicht eine Unvereinbarkeit der Rollenmodelle konstruiert werden; das beschriebene Spannungsverhältnis bedeutet nicht, dass der Psychotherapeut den Rückzug antreten sollte. Was er sonst auch gut kennt, nämlich dass es darum geht, für die Psychotherapie einen stabilen Rahmen zu sichern, in dem dann Therapie stattfinden kann, das gilt grundsätzlich ebenso, allerdings oft in einem zugespitzten und größeren Maß, für die Arbeit mit Flüchtlingen. Die soziale Hilfe, mit dem Ziel eine minimale Existenzgrundlage zu garantieren, schafft auch die Voraussetzung für eine Therapie. Wer heute noch nicht weiß, ob er morgen schon ausgewiesen wird oder ob die Kinder morgen noch zu essen haben, wird es schwer haben, sich auf die seelischen Belastungen einzustellen, die traumatischen Erfahrungen an sich herankommen zu lassen.

Psychotherapie mit Flüchtlingen muss ihr Engagement für die Rahmenbildung, die Absicherung der Lebensgrundlagen, einbekennen und umsetzen. Und sie kann ja nützlich werden in diesem Zusammenhang, etwa bei folgenden Maßnahmen:

- Ausstellen einer Stellungnahme oder eines Attests für den Verbleib im Gastland,
- Unterstützung der Arbeitsintegration durch Atteste,
- Bezeugung der Glaubwürdigkeit des von Traumatisierungen berichtenden Flüchtlings,
- Feststellung der Behandlungsbedürftigkeit.

Auf diese Weise arbeitet der Psychotherapeut daran, dass der Flüchtling nicht mehr Flüchtling bleibt, sondern einen Status in dem Aufnahmeland erhält, dass er weiß, dass seine Rechte anerkannt werden. »Hardly anything can be more important for the eventual status of immigrants than the legal circumstances of their first entry.«[8 9]

Allerdings muss der Therapeut sich stets fragen, was er mit der Attestierung der Behandlungsbedürftigkeit, die ja gut gemeint ist, anrichtet, d. h. welchen Einfluss sie auf das Selbstbild und das Selbstwerterleben des Asylbewerbers oder Flüchtlings hat. Die Auswirkungen sind sehr gut von Salis-Gros[10] mit Hilfe qualitativer Forschungsverfahren beschrieben worden:

- Der Flüchtlinge kann sich mit dem Traumadiskurs identifizieren, um einen legalen Aufenthaltsstatus zu erhalten.
- Er kann sich beschämt fühlen und retraumatisiert durch die Psychodiagnose.

8 Freeman G (2004), S. 951

9 Sardadvar S (2015)

10 Salis-Gros C (2004)

Keineswegs kann der Psychotherapeut, ebenso wenig wie der Sozialarbeiter, voraussetzen, dass er in seiner Funktion anerkannt wird. Der Flüchtende wird oft damit konfrontiert, dass er einen Paradigmenwechsel vollziehen soll; waren die Behörden zuhause auf der Seite der Verfolger, sollen sie nun als freundlich und hilfreich akzeptiert werden. Behördengänge können bei Flüchtlingen durchaus Flashbacks auslösen!

Rechtliche Hilfen

Für den Flüchtling kann es entscheidend sein, seine Rechte gut zu kennen und bei ihrer Durchsetzung unterstützt zu werden. Und da einen Überblick zu behalten ist nicht leicht. In Deutschland sind neben dem GG Art. 16a die Genfer Flüchtlingskonvention, die Allgemeine Erklärung der Menschenrechte der Uno und die UN-Antifolterkonvention, die europäische Menschenrechtskonvention, die Kinderrechtskonvention zu beachten. In ihnen enthalten (Art. 33 FK; Art. 3 EMRK; Art. 3 UN-FK) sind z. T. auch die Nichtzurückweisungsprizipien, die in den einzelnen Ländern gelten. Das Prinzip des Non-Refoulement verbietet die Wegweisung in Heimatstaat- oder Herkunftsstaaten bei drohender politischer Verfolgung und bei drohender Folter und schweren Menschenrechtsverletzung.

Das Asylrecht legt fest, was ein Asyl ist, nämlich der Schutz von Personen aufgrund ihrer Flüchtlingseigenschaft. Diese Flüchtlingseigenschaft muss nachgewiesen werden:

- Wer um Asyl nachsucht, muss die Flüchtlingseigenschaft nachweisen oder zumindest glaubhaft machen.
- Glaubhaft gemacht ist die Flüchtlingseigenschaft, wenn die Behörde ihr Vorhandensein mit überwiegender Wahrscheinlichkeit für gegeben hält.
- Unglaubhaft sind insbesondere Behauptungen, die in wesentlichen Punkten zu wenig begründet oder in sich widersprüchlich sind, den Tatsachen nicht entsprechen oder maßgeblich auf gefälschte oder verfälschte Beweismittel abgestützt werden.

Wenn das Asylgesuch abgelehnt wird, kann eine Ausweisung unter Umständen erfolgen, es sei denn, es liegen Wegweisungshindernisse vor, etwa dadurch dass der Vollzug der Wegweisung unzulässig ist (völkerrechtliche Gründe), unzumutbar (humanitäre Gründe) oder unmöglich (technische Gründe).

Wie wichtig es ist, sich in den rechtlichen Bestimmungen auszukennen, das zeigt ein Beispiel aus der eigenen Praxis. In der Schweiz entscheidet das Bundesamt für Migration über das Asylgesuch eines Flüchtlings. Die Entscheidung ist für die kantonale Behörde, das Amt für Migration, zwingend. Dieses kantonale Amt setzt den Beschluss nur um. Wir haben von der Psychiatrie Baselland aus, deren Erwachsenenbereich ich lange als ärztlicher Direktor geleitet habe, eine Zeitlang mit dem Amt für Migration über die Rechtmäßigkeit mancher Entscheidungen diskutiert, ohne zu sehen, dass sie gar nicht die richtigen Ansprechpartner sind. Wir haben auch den Unterschied zwischen der Ablehnung des Gesuchs und der Rechtmäßigkeit des Vollzugs der Wegweisung nicht genügend beachtet und zu sehr die Entscheidung zu bekämpfen versucht, womit wir keinen Erfolg gehabt haben, statt die Wegweisung anzuzweifeln, und dies vor allem aus humanitären Gründen. Wir mussten einsehen, dass eine anwaltliche Hilfe für den Flüchtling und auch für uns unvermeidlich wichtig ist.

Die Tatsache, dass wir für den Einzelnen nicht so viel tun können, wie wir das vielleicht wollen, sollte uns freilich nicht daran hindern, laut darüber zu reden, als Psychiaterinnen und Psychotherapeuten, was wir über die zusätzlichen Gefährdungen von Flüchtlingen im Verlaufe des Asylverfahrens wissen. Die Länge des Asylverfahrens kann unzumutbar werden. Unabhängig von den Erfahrungen im Heimatland steigt das Risiko für eine psychiatrische Störung durch die Dauer des Verfahrens drastisch an[11]. Langfristige prekäre Aufenthaltssituation und fehlende Zukunftsperspektiven verstärken die Schwierigkeiten im Zusammenhang mit der Trennung vom Herkunftsland, des Exils und den Bedingungen der Nicht-Integration. Als Folge davon können reaktive Depressionen auftauchen, die sich in verschiedenen psychischen und somatischen Formen äußern: Resignation, Suizidgedanken, Schlaflosigkeit, Verdauungsprobleme etc.[12]

11 Laban CJ et al. (2004)

12 Achermann C, Chimienti M, Stants F (2006)

Sprachliche Hilfen

Es gibt noch eine andere Berufsgruppe, auf die wir als Psychiater und Psychotherapeuten im Umgang mit Flüchtlingen angewiesen sind, nämlich die Dolmetscher. Sprachliche Verständigung ist eine Vorbedingung für die therapeutische Arbeit. Wenn der Therapeut nicht mit dem Patienten sprechen kann, stößt er an eine grundlegende Grenze von Verständigung. Allerdings geht es bei der sprachlichen Verständigung nicht nur um das Verstehen der Worte allein. Das Sprechen ist, wie wir aus der Linguistik gut wissen, eingelassen in Sprechhandlungen, und diese wiederum folgen den kulturell definierten Konventionen und Schemata des kommunikativen Handelns, der interpersonalen Kommunikation und des Denkens. Nicht nur die Worte allein können auf diese Weise nicht oder missverstanden werden, sondern der durch sie aufgespannte Sinnhorizont, ihre persönliche und soziale Bedeutung. Der Psychotherapeut mag u. U. so gut englisch sprechen, dass ihm eine Therapie auf Englisch möglich ist. Darüber hinaus aber werden seine Möglichkeiten in der Regel nicht reichen. Er wird die Kultur des Flüchtlings in der Regel nicht kennen. Daher ist er in seiner Tätigkeit auf den Dolmetscher angewiesen. Es hat sich zu Recht eingebürgert, die Berufsbezeichnung durch eine andere zu ersetzen, nämlich die des Sprach- und Kulturmittlers.

Damit aber wird eine weitere Grenze des gewöhnlichen psychotherapeutischen Settings markiert; statt der dyadischen ist die therapeutische Flüchtlingsarbeit in eine triadische Therapiearbeit eingelassen. Der Dritte in der Therapie, der Dolmetscher, hat wahrscheinlich mehr Gemeinsamkeit mit dem Patienten als der Therapeut, er teilt mit ihm die Sprache, kennt die Gewohnheiten, so dass das Gefühl der Fremdheit in der Dreieckssituation von dem Flüchtling auf den Behandler übergeht, der sich als der Fremde im Gespräch fühlen kann. Der Psychotherapeut ist gehalten, das Gefühl einer überlegenen Position aufzugeben, wenn er denn bislang unreflektiert daran festgehalten haben mag. Jeder der drei Protagonisten ist aufgefordert, vom anderen zu lernen. Dadurch entsteht ein komplexes Gefüge von Verständigungs- und Interaktionsebenen, Übertragungs- und Gegenübertragungsdynamiken in der Beziehungstriade, die neue und ungewohnte Verständigungsprozesse notwendig macht, also auch eine gemeinsame Reflexion und Supervision.

Die Forschungsgruppe um Ulrike Kluge in Berlin hat einen idealtypischen Ablauf der Dolmetschergespräche skizziert, die in fünf Phasen ablaufen (▶ Tab. 1.1).[13]

Tab. 1.1: Die fünf Phasen des Dolmetschergesprächs (nach Kluge, Romero-Llanes und Hodzic) (modifiziert nach Kluge & Kassim 2006, S. 195ff.)

Planung des Dolmetschereinsatzes	• Angebote in der Region? • Finanzierungsmöglichkeiten? • Therapeutisches Setting beim ersten Kontakt erläutern! • Passung: Geschlecht, Alter, Herkunft etc.? • Wie wird sich dadurch die therapeutische Beziehung verändern?
Vorgespräch mit dem Dolmetscher	• Ausführliches Gespräch über Setting, Rahmenbedingungen, Therapieprinzipien • Simultan/Konsekutiv • Vorabinformation über Behandlungsverlauf • Erwartungen an Dolmetscher formulieren
Therapeutische Sitzung mit Dolmetscher	• Begrüßung und Aufklärung über Schweigepflicht aller Anwesenden • Positionierung in einem gleichschenkligen Dreieck • Erläuterung des Settings für den Patienten und Erläuterung der »Warteraumregelung« • Eigentliche therapeutische Sitzung • Abschluss und Terminvereinbarung
Nachgespräch mit dem Dolmetscher	• Befragung des Dolmetschers zu seinem Gesamteindruck • Ggf. Befragung des Dolmetschers zu seinem Befinden • Rückmeldung zum Eindruck des Therapeuten an den Dolmetscher • Immer wieder auf Setting und entsprechende Regeln und Abläufe hinweisen
Auswertung des Dolmetschereinsatzes	• Wie zufrieden war ich mit der Arbeit des Dolmetschers? • Wie habe ich meine eigene Rolle in diesem Setting empfunden? • Wie unterscheidet sich diese von einem Einzelsetting? • Welche Vor-und Nachteile sehe ich für mich in dieser Arbeit? • Auch hier die Frage nach der Notwendigkeit von Supervision? • Soll und kann die Arbeit so fortgesetzt werden?

13 Kluge U, Romero-Llanes B, Hodzic S (2017)

Therapeutische Haltung

Kultursensibilität

Für die therapeutische Arbeit mit Flüchtlingen wurde wiederholt eine Kultursensibilität eingefordert[14] und von kultursensitiver Psychotherapie[15] gesprochen. Für die damit verbundene therapeutische Haltung sind folgende Merkmale kennzeichnend:

- Auf eine hegemoniale, auf kultureller oder ethischer Überlegenheit aufbauende Zugangsweise wird verzichtet. Eigene Lebensformen werden nicht als universell gültig und für alle verbindlich angesehen.
- Stattdessen wird eine Kultur des Nichtwissens gepflegt, die ja auch realistisch ist: Die »Kultur« des Gesprächspartners ist weitgehend unbekannt. Damit verbunden ist das wertschätzende Interesse, das durchaus mit Neugier verbunden sein kann, also dem Wunsch, die fremde Kultur in ihren Eigenarten zu erforschen.

Die Heimatkultur des Flüchtlings ist nicht in allen Teilen anders, so dass es durchaus möglich und sinnvoll ist, kulturübergreifende Gemeinsamkeiten herauszuarbeiten, an denen angeknüpft werden kann. Dies gilt auch für die Vorgangsweise des Psychiaters und Psychotherapeuten. Grundsätze von Diagnose und Therapie durch Spezialisten finden sich ubiquitär, auch wenn das, was darunter verstanden werden kann, sehr weit differieren kann.

Auf der anderen Seite stehen die kulturellen Unterschiede auch in der therapeutischen Praxis. Sie müssen, um grobe Missverständnisse zu vermeiden, bekannt sein. Es macht einen Unterschied, ob der Therapeut die Selbstsicht des Patienten würdigt und zur Grundlage des therapeutischen Handelns macht oder ob der traditionelle Heiler als Autorität auftritt, der das Wissen um die Probleme und die Heilmittel hat.

---

14 z. B. Kahraman B (2008)
15 von Lersner U & Kizilhan J (2017)

Auch wenn die WHO in der ICD-Diagnostik kulturübergreifende Krankheitskonzepte zu beschreiben sucht, so sind sie gleichwohl abhängig von den kulturellen Vorstellungen. Auch die standardisierte und auf Tests aufbauende Diagnostik wird davon beeinflusst, so dass es zu zahlreichen Fehleinschätzungen kommen kann; von Lersner und Kizilhan haben die Zusammenhänge anhand einer Übersichtstabelle gut erläutert[16].

Nehmen wir die Schwierigkeiten, eine Psychose zu diagnostizieren, als ein Beispiel. Es tun sich zwei komplementäre Stolpersteine auf. Auf der einen Seite kann das psychotische Erleben gleichsam unterbewertet werden, indem es kulturspezifischen Ausdrucksformen zugeschrieben wird. Andererseits aber kann das bildhafte Sprechen, das sich körpernaher Metaphern bedient, um seelische Zustände und das mit ihnen verbundene Leiden zu veranschaulichen, missverstanden werden als Verlust der Konsistenz des Körperbildes oder Zerfall der Integration des Selbstbildes o. Ä.

Hilfreich ist das Cultural Formulation Interview (CFI), das zusammen mit dem DSM-5 als Anhang veröffentlicht worden ist.

Die Therapeuten sind herausgefordert, jede Schilderung eines Flüchtlings unter einer dreifachen Perspektive zu betrachten.

Die erste Perspektive ist die in jeder Psychotherapie gewohnte: Das therapeutische Gespräch versucht, der *Persönlichkeit des Kranken* gerecht zu werden. Es lohnt, sich darüber Gedanken zu machen, was die Personalität eines Menschen ausmacht. Wir können sie in Subjektivität, Individualität und Identität differenzieren. Subjektivität umfasst unter anderem das eigene Erleben, die Affekte. Das Ernstnehmen der Subjektivität des Patienten setzt emotionales Engagement voraus, Teilnahme, nicht Medizinal- oder Sozialtechnik. Individualität ist Unverwechselbarkeit oder Inkommensurabilität. Dieser schwerfällige Ausdruck ist in einem Kontext wichtig, der die Messbarkeit, die »Mensurabilität«, so stark in den Vordergrund gerückt hat. Das Individuelle wird eben durch ein gemeinsames Maß nur unvollkommen beschrieben. Wie der Philosoph Manfred Frank[17] betont hat, ist das Individuelle nicht das Besondere, nicht die einzelne Konkretion einer allgemeinen Regel, sondern immer

16 von Lersner U & Kizilhan J (2017), S. 46

17 Frank M (1985)

das, was über die verallgemeinernden Bestimmungen auch hinausgeht. Sich auf Individuelles einzulassen bedeutet aber auch, sich überraschen zu lassen, neugierig auf den Einzelmenschen zu bleiben, ihn in seiner Fremdheit, in seiner Andersheit anzuerkennen. Eine Psychiatrie, die die Person des Kranken ernst nimmt, berücksichtigt seine Subjektivität, sein persönliches und unverwechselbares Erleben, das seine Individualität, die nur ihm gehört und nicht vertretbar oder austauschbar ist.

Zwei Perspektiven treten hinzu, die jede für sich notwendig, aber jeweils nicht ausreichend ist. Sie lassen sich differenzieren anhand des in der ethnologischen und transkulturellen Diskussion viel beachteten Konzepts des Double Reframing. Es geht aus von einer Unterscheidung der sog. »emischen« und »etischen« Erklärungsmodelle[18 19]. Die sog. emische Perspektive beschreibt kulturspezifische Arten und Weisen, Wissen zu konzeptualisieren, zu organisieren und zu klassifizieren. Etics hingegen sind universale, wissenschaftliche Kategorien dafür. Etics gelten gemeinhin als »kulturunabhängige« Faktoren, die eine Basis für den Vergleich der Emics bilden. Das Ziel besteht darin, die Konvergenz oder das Nebeneinander der beiden Erklärungsmodelle sichtbar zu machen.

Wie sehr berührt die kultursensible Haltung die Grenzen der gewohnten und herkömmlichen Psychotherapie, mit denen wir uns ja befassen? Wie stark diese Haltung als fremd oder ungewohnt empfunden wird, wird nicht zuletzt von der therapeutischen Richtung des Helfers abhängen. Für psychodynamische Psychotherapien wird mit der kultursensiblen Haltung keine Einstellung beschrieben, die den sonst angewandten Verfahren fremd ist und daher erst neu eingeübt werden müsste. Denn es gilt auch in anderen Zusammenhängen, dass ein autoritärer Wissensstandpunkt nicht der Rede- und Denkweise des Psychoanalytikers entspricht, die vielmehr von Nichtwissen und dem Selbsthinterfragen der eigenen Rolle geprägt ist. Dem Psychoanalytiker wird also die Haltung überraschend vertraut vorkommen. Hegemoniale Standpunkte sind auch im analytischen Gespräch mit dem psychotisch erlebenden Menschen unangemessen, sie müssen hinterfragt und (selbst-) kritisch aufgelöst werden.

18 Harris M (1976)
19 Kleinman A (1980)

Umgang mit Differenz

Wenn im Folgenden die therapeutische Haltung unter dem Gesichtspunkt eines Umgangs mit Differenz beschrieben wird, wird nicht ein neuer Sachverhalt eingeführt, sondern eine zweite hilfreiche theoretische Konzeption genutzt, um kultursensibles Handeln in der Therapie anschaulich werden zu lassen.

Therapie mit Flüchtlingen bedeutet, dem Fremden zu *begegnen*. Ihn in seiner Andersheit anzuerkennen verlangt seine Präsenz. Es gibt keinen übergeordneten Standpunkt, der es erlauben könnte, über Fremdheit oder Vertrautheit zu entscheiden. Es ist nicht möglich, über den Fremden in der Anonymität ein Urteil zu fällen, so als ob man einen Sachverhalt oder eine Verordnung bearbeitet. Die Begegnung, das Sich-Einlassen, gehört zum unverzichtbaren Aushandlungsprozess, der sich als transkultureller Übergangsraum[20] verstehen lässt und der immer neu hergestellt werden kann und muss. Gemeinsame Aushandlungen, jederzeit revozierbar, mit dem Ziel, festgefügte Zuschreibungen zu bewegen: Diese Anforderungen sind in dem Konzept des transkulturellen Übergangsraumes verdichtet. Jede therapeutische Beziehung kann nach dem Psychoanalytiker D. W. Winnicott als ein »intermediärer Bereich« – ein »Übergangsraum«[21] – verstanden werden, in dem sich in und aus der Beziehung heraus Symbole, Kultur und kulturelle Bedeutung entwickeln können. In der interkulturellen Psychotherapie dient dieser Raum als Reflexionsraum, der Herstellung von Bedeutungszusammenhängen, der Verortung des Eigenen und des Fremden, der Entlastung von Illoyalitäts- und Schuldgefühlen gegenüber der ethnischen Bezugsgruppe u. a. Es ist ein Raum in dem »die jeweiligen unterschiedlichen, gegensätzlichen kulturellen Zugehörigkeiten und Bedeutungszuschreibungen präsent sind und gleichzeitig im Verständigungsprozess neu erschaffen und mit kultureller Bedeutung versehen werden«[22]. In diesem Sinne entfaltet der transkulturelle Übergangsraum seine therapeutische Funktion in der Begegnung und Interaktion der Akteure, der Patienten und Behandler. Er

20 Oezbek T & Wohlfart E (2006)
21 Nadig M (2006)
22 Machleidt W & Heinz A (Hg) (2011), S. 403

ist in idealer Weise weder im Innen oder Außen, der eigenen oder fremden Kultur verortet und damit ein Raum, indem Eigenes und Fremdes reflektiert und diskursiv ein gemeinsames Alltagswissen erarbeitet werden kann.

Am transkulturellen Übergangsraum teilzunehmen bedeutet nun eine Bereitschaft zur Differenz in zweierlei Hinsicht, und beide Aspekte hängen mit der Fähigkeit zur kritischen Selbsthinterfragung, einerseits des Selbstbilds, andererseits der Fremdwahrnehmung, zusammen. Die Begegnung mit Fremden schafft ein Spannungsfeld, das herausfordert – und daher gefährdet ist, weil es schnell, allzu schnell vereinseitigt wird: Aus der Fremdheit wird vorschnelle Nähe, aus der Andersheit wird unüberbrückbare Kluft, wie auch immer. Die Begegnung mit Fremden vollzieht sich immer in einem Wechselspiel zwischen Aufhebung der Fremdheit und ihrer Bewahrung. Jede Annäherung an das Fremde unterschlägt auch seine Fremdheit[23]. Jede bloße Akzeptanz der Fremdheit steht umgekehrt in der Gefahr, auf die Begegnung mit Fremdem zu verzichten und den Fremden gehen zu lassen.

Die beiden Dimensionen des Umgangs mit Differenz sollen nun etwas genauer beschrieben werden. Das Fremde ist notwendigerweise nicht nur beim Anderen, sondern auch im eigenen Selbst beheimatet. »Fremde sind wir uns selbst«, so lautet der sprechende Titel eines Buches, das die französische Semiotikerin und Psychoanalytikerin Julia Kristeva geschrieben hat[24]. Das ist der Ausgangspunkt der Psychoanalyse, dass Teile der eigenen Person, des eigenen Erlebens nicht ohne weiteres dem bewussten Denken zugänglich sind. Damit ist im Kern der eigenen Person eine Fremdheit, eine Differenz anzutreffen. Dort, wo ich am meisten ich selbst zu sein scheine, in meinen Wünschen und Affekten, dort bin ich mir selbst nicht durchsichtig und eben fremd. Diese innere Fremdheit gilt es anzuerkennen. Aber genau das ist schwer; die Folgen ihrer Verleugnung sind spürbar und groß. Spezifischer auf die transkulturelle Psychiatrie und Psychotherapie bezogen heißt das, dass ich gleichsam in Differenz zu mir selbst treten, mich also hinterfragen muss in Bezug auf die eigenen Vorbehalte dem Fremden gegenüber, in Bezug

23 Bedorf, T (2010)
24 Kristeva, J (1990)

auf meine eigene »emische« Vorurteilsstruktur, mein eigenes Eingelassen-Sein in kulturelle Horizonte, die ebenso sehr die Wahrnehmung öffnen wie verschließen[25]. Van Keuk und andere[26] haben diese Selbsthinterfragung den Prozess der »kulturellen Emanzipation« genannt, der damit verbunden ist, dass ich mich in meiner eigenen kulturellen Prägung verstehen lerne. Zugleich – und das ist der zweite Gesichtspunkt – muss ich mir darüber klar werden, dass ich die Fremdheit des Anderen zum Teil auch selbst generiere, dass ich den Anderen damit zu einem Anderen mache, zum Beispiel indem ich für sein Verhalten typische nationale oder konfessionelle Bindungen verantwortlich mache, anstatt den einzelnen Menschen wie sonst auch in der Therapie im Kontext seiner eigenen und persönlichen Erfahrungen würdige. In Kasten 1.1 sind praktische, z. T. von Ghaderi und van Keuk (2011) formulierte Fragen wiedergegeben, die helfen können, Differenz zuzulassen und Diversität zu beachten (▸ Kasten 1.1).

Kasten 1.1: Selbstbefragungen in Hinsicht auf das Zulassen von Differenz und Diversität (modifiziert nach van Keuk & Giessler 2009, S. 172f.)

- Welche Merkmale unterscheiden mein Gegenüber und mich (Geschlecht, Alter, Bildung, Religion, sozioökonomischer Status, Sprache(n), Milieu, politische/weltanschauliche Einstellung, Herkunft, körperliche/geistige Befähigung, sex. Orientierung etc.), wo bestehen zwischen uns aber auch Gemeinsamkeiten?
- Welche Erwartungen und Zielvorstellungen zu Beginn unseres Gesprächs bestehen auf beiden Seiten?
- Kann ich erst wahrnehmen, ohne gleich zu bewerten? Kann ich offen bleiben für die Wahrnehmung von Unterschieden, für ein eigenes Befremden?
- Bin ich in der Lage, meine eigenen Vorurteile und Stereotypien zu überdenken?

25 Küchenhoff J (2015)
26 Van Keuk E et al. (2011)

- Berührt mein Gegenüber bei mir biographisch relevante Vorerfahrungen oder persönlich besonders relevante Werte und Normen?
- Bin ich bereit zu unterscheiden zwischen psychopathologischen Belastungen und realen Diskriminierungserfahrungen?
- Was würde sich an meiner Haltung ändern, wenn ich einen Patienten meiner Kultur vor mir hätte?
- Kulturalisiere ich Kommunikationsschwierigkeiten, schreibe ich sie also zu schnell der interkulturellen Differenz zu oder blende ich umgekehrt diese Differenzen aus?
- Bin ich bereit, Störungen der Kommunikation nicht allein zu beurteilen, sondern auf einer Meta-Ebene mit dem Patienten auszuhandeln und abzubauen?
- Kann ich mich auf die Verstehenskonzepte meines Gegenüber so einlassen, dass ich mit seiner Vorstellungswelt und seinen Bildern Verständnisschwierigkeiten beschreibe und zu klären suche?

Die Begegnung mit dem Fremden in der transkulturellen Psychiatrie und Psychotherapie ist kein Sonderfall; das beschriebene Wechselspiel von Bewahrung und Aufhebung von Fremdheit gilt auch sonst, in jeder therapeutischen Begegnung mit dem Anderen, in dem Versuch, psychotisch kranke Menschen zu verstehen, in der subtilen psychoanalytischen Begegnung mit Anderen. Insofern hält uns auch die transkulturelle Arbeit den Spiegel vor und erlaubt uns zu sehen, worum es auch sonst in unserer klinischen Arbeit geht.

Vier Elemente einer Aufarbeitung von Trennungserfahrung in der Arbeit mit Flüchtlingen

Flucht und Vertreibung sind immer mit Trennung, oft auch mit traumatisierenden Zerstörungen von Verbindungen verknüpft. Die Psychotherapie mit Flüchtlingen muss sich der Aufgabe, Trennungserfahrungen zu bewältigen, in besonderer Weise stellen. Sie gilt für jede Entwicklung und hat dementsprechend einen hohen Stellenwert in jeder Therapie. Trennungen sind formative Erfahrungen in jeder Lebensgeschichte, aber sie sind besonders unabweislich in den Flüchtlingsbiographien und -geschichten präsent. Im Folgenden werden aus einer psychodynamischen Perspektive erst die Voraussetzungen beschrieben, die es in der Kindheitsentwicklung möglich machen, mit den Trennungsschritten umzugehen. Die so gewonnenen Kategorien der Trennungsverarbeitung werden im zweiten Durchgang auf die Arbeit mit Flüchtlingen übertragen.

Wer oder was ermöglicht es also dem Kind in seiner Entwicklung, mit den verschiedenartigen Formen von Trennung fertig zu werden? Sollen sie konstruktiv verarbeitet werden können und nicht zu psychischem Leiden führen, braucht Trennung einen Rahmen, in dem sie erlebt – und manchmal auch durchlitten – werden kann[27]. Dieser Rahmen aber ist nichts Abstraktes, sondern etwas sehr Persönliches. Trennung ist immer an ihren Gegenpol, an Bindung und Beziehung, gebunden. Damit Trennungen verarbeitet werden können, muss es Beziehungserfahrungen geben, die Trennungserfahrungen auffangen oder einzuordnen erlauben. Um Trennungserfahrungen machen zu können, müssen Bindungen bestehen. Da wo Beziehungen nicht existieren, ist eine Trennung unmöglich. Aber das Verhältnis lässt sich auch umkehren: Da wo Trennung nicht möglich ist, kann keine Beziehung entstehen. Was also muss der Beziehungspartner des Kindes leisten, welche Aufgaben sind ihm oder ihr auferlegt?

Zunächst muss sich die primäre Bezugsperson für die keimenden Objekterfahrungen zur Verfügung stellen, aber darf in ihnen nicht aufgehen. Sie bietet eine Triangulierung an, die das Kind anfangs noch nicht selbst zur Verfügung hat. Der Vater oder die Mutter vereinigt in sich zwei Qualitäten in der Beziehung zum Kleinkind: Er oder sie stellt sich als Objekt kindlicher Erfahrung zur Verfügung und repräsentiert so z. B. die nährende Brust, z. B. den verbietenden und kontrollierenden Anderen (Funktionen, die früher z. T. der sog. analen Phase zugeschrieben worden sind), er oder sie ist aber ebenso sehr der Erwachsene, der den Prozess begleitet und in der entstehenden Objektbesetzung des Kindes nicht aufgeht. Der bereits erwähnte Psychoanalytiker Winnicott hatte, klug vorausdenkend, für die Aufgaben der Mutter zwischen Objekt- und Umweltmutter unterschieden. Die Objektmutter ist diejenige, die

27 vgl. Küchenhoff J (2016)

sich auf die Beziehungsangebote des Kindes einlässt, die Umweltmutter ist diejenige, die zugleich das Mutter-Kind-Paar schützt und den Überblick wahrt. Das also sind die ersten beiden Funktionen der primären Bezugsperson: Die erste besteht darin, sich als Objekt zur Verfügung zu stellen, d. h. eine Objektbesetzung zu ermöglichen, auf die kindlichen Wünsche einzugehen, sie aufzunehmen, die Rolle zu übernehmen, die das Kind der Mutter zugedacht hat. Ich nenne sie die *Objektfunktion*. Die zweite lässt sich dadurch kennzeichnen, dass die Mutter nicht ganz in der angebotenen Objektbeziehung aufgeht, dass sie über dieses Beziehungsangebot hinaus sich auf das Kind bezieht, sich um eine Umgebung kümmert, in der das Kind gedeihen kann etc. Sie vereinigt in sich zwei Funktionen, sie trianguliert die Beziehung zum Kind. Ich spreche von der Funktion einer primordialen *Triangularität*.

Eine dritte Funktion soll eigens hervorgehoben werden, die freilich schon in den beiden anderen enthalten ist, der Umgang der primären Bezugsperson mit den kindlichen Affekten, vor allem mit dem Affekt der Verzweiflung, der mit Trennungen einhergehen kann, den es zu spüren, anzunehmen und zu verstoffwechseln gilt. Zu dieser Funktion gehört es, Stimmungen aufzunehmen und ernst zu nehmen. Mit der Reverie, mit ihrem träumerischen, losgelösten Nachspüren nimmt die Mutter (oder eine andere primäre Bezugsperson) die körperlichen, affektiven, vorsprachlichen Verschiebungen in der Befindlichkeit des Kindes auf, die in die Äußerung eines Bedürfnisses oder eines Wunsches zu übersetzen sind, versuchsweise, mit der Möglichkeit, immer neu auf diesem Weg zu scheitern. Mit der sinnlichen Ansprache, mit ihrer Sprachmelodie, mit ihrem Gesang, jenseits, nein: diesseits der Worte, schafft sie die Stimmungen, die es erlauben, die Verzweiflung zu kompensieren, die Hoffnung wieder zu installieren, was auch immer. Diese Funktion soll die Funktion der *Affektvermittlung* heißen.

Und schließlich muss die primäre Bezugsperson Worte anbieten für das, was sich in der vorsprachlichen Welt des Kindes zeichenhaft ereignet. Die trennungsbedingte Verzweiflung muss durchschritten werden, die Hoffnung muss sich auf die Sprache richten, die es erlaubt, dem Objekt nahe zu sein, sich wieder von ihm zu entfernen – auf eine Sprache, die die Hoffnung in sich enthält, sich doch noch mit dem Objekt zu vereinen, Trennungen wieder aufzuheben, und die zugleich eine Selbständigkeit im eigenen Denken garantiert. Die Sehnsucht nach den primären Objekten und damit das Begehren werden durch die Einführung der symbolisch geordneten Welt auf Dauer gestellt. Die Sprache trennt endgültig von der Möglichkeit, vorsprachlich ungeschiedene Paradiese wiederfinden zu können. Aber sie ermöglicht es auch, auf kreative Weise immer neu auf der Suche zu bleiben, und diesen Weg immer weiter auszudifferenzieren. Das ist die vierte Funktion des Objektes: die Einführung in die Sprache als ein entwicklungsförderndes, mit Hoffnung ausgestattetes Universum. Ich will sie die Funktion der *zukunftsbezogenen Einführung in die symbolische Ordnung* nennen.

Wenn vermittels dieser vier Funktionen Bindung entsteht, dann bildet sich eine seelische Struktur aus, in der die Funktionen vom Selbst übernommen werden können, das dann vom Anderen nicht mehr in der Weise abhängig ist. Der Andere, seine Funktion, ist verinnerlicht oder angeeignet worden. Dann besteht, wenn es in späteren Lebensabschnitten Trennungen zu verarbeiten gilt, die Chance, nicht freilich die Garantie, mit ihnen trauernd umgehen zu können.

Beziehen wir die vier gewonnenen intersubjektiven Funktionen der primären Bezugsperson als Voraussetzungen für die Trennungsverarbeitung in der kindlichen Entwicklung nun auf die Aufgaben des Therapeuten in der Behandlung von Flüchtlingen.

Das erste Kriterium hieß: sich als Objekt zur Verfügung zu stellen, d. h. eine Objektbesetzung zu ermöglichen. Ich hatte sie die Objektfunktion genannt. Sie bedeutet in Bezug auf die Flüchtlinge, Migranten und Asylanten zunächst einmal ganz handfest, dass diese nicht links liegen gelassen oder in ghettoisierte Bezirke abgeschoben und separat versorgt werden, sondern dass mit ihnen der Kontakt gesucht wird: Es darf nicht über sie verfügt werden, sie müssen die Möglichkeit haben, die Beziehungen zu den Vertretern des Gastlandes nach ihrer eigenen Art und Weise zu gestalten. Es bedeutet sodann spezifischer auf die Psychotherapie bezogen, dass die Therapeuten auf die Flüchtenden zugehen, mit ihnen die therapeutische Beziehung suchen und es ihnen auch ermöglichen, alle Ängste, Vorbehalte, Objektbilder auf sie zu übertragen.

Das zweite Kriterium war dadurch gekennzeichnet, dass die Objektfunktion begleitet wird vom Anderen, der nicht ganz in der angebotenen Objektbeziehung aufgeht. Das ist die Funktion einer primordialen

Triangularität. Übertragen auf den Umgang mit den Flüchtlingen hieße dies, dass in der Beziehung zu den Migranten und Migrantinnen auch immer reflektiert wird auf die Hintergründe der Beziehungsgestaltung. Dieses Kriterium wurde in Bezug auf die kritische Selbstreflexion und Gegenübertragungsanalyse schon berücksichtigt und als Arbeit an der Differenz und an der Haltung der Kultursensibilität oder -sensitivität beschrieben. Die Triangulierung gilt auch für die Wahrnehmung und Beurteilung des Flüchtlings durch den Therapeuten. Ihre Belastungen müssen nicht nur der Persönlichkeit, sondern auch den Fluchtumständen zugeschrieben werden. Schon Maria Pfister Ammende, die schweizerische Psychoanalytikerin und Pionierin der Flüchtlingsforschung hat nach dem Zweiten Weltkrieg darauf hingewiesen, dass viele Merkmale von Flüchtlingspopulationen nicht der Psychopathologie der Menschen anzulasten sind, sondern der Reaktion auf die Bedingungen des – nicht immer gastlichen – Gastlandes. Als Beispiel nennt sie, dass das Errichten von Zäunen in Flüchtlingslagern in der Regel zu einer massiven Retraumatisierung von Flüchtlingen führt. Das – unter Umständen provokante – Verhalten der Flüchtlinge ist dann bedingt durch die Retraumatisierung, nicht durch irgendwelche exotischen und dämonisierten ethnischen Eigenschaften.

Die dritte Funktion wurde als die Funktion der Affektvermittlung bezeichnet. Das Ausmaß der Traumatisierung, der unausgesprochenen Leiden in den durchlebten Extremsituationen zu spüren, ein Bewusstsein für die Affektreaktionen der Flüchtlinge zu entwickeln, etwa wenn sie monatelang nichts tun können als zu warten, bis sie anerkannt werden als Asylanten, verhindert grobe oder subtile feindselige Reaktionen und Ausgrenzungen. Außerdem ist es unabdingbar, einen traumatherapeutisch tätigen Behandler zu finden und zu finanzieren, der ein fachlich geschärftes Ohr für die traumatisch belasteten Menschen hat. Wir wissen, wie wichtig in der Behandlung des PTSD der »sichere Ort« ist. Den aber zu garantieren kann – zumindest zu Beginn einer Flüchtlingskarriere im Gastland – schwierig sein. Die erwartbare Behandlungssicherheit muss also immer abgeschätzt und – falls dies notwendig ist – hergestellt werden. Zu dieser Sicherheit, die die Voraussetzung jeder Affektbearbeitung ist, gehört es, dass der Therapeut dem Flüchtenden Verschwiegenheit garantieren kann. Da Flucht oft politisch komplexe Hintergründe hat, ist dies besonders wichtig. Bekanntlich unterscheidet die Traumatherapie drei Phasen, die Stabilisierungs-, die Expositions- und die Integrationsphase. Die Stabilisierungsphase ist im Umgang mit den Flüchtlingen besonders wichtig. Sie hilft ihnen dabei, körperliche und seelische Sicherheit zurückzugewinnen und einen besseren Umgang mit den Traumafolgen zu erreichen, Selbstwahrnehmung und Selbstfürsorge zu verbessern. Erst wenn eine ausreichende Stabilität erreicht ist, und das wird lange dauern, kann in der Affektbearbeitung traumaspezifisch weitergegangen werden, also mit der Traumaexposition und -integration begonnen werden.

Die vierte Funktion schließlich ist die Funktion der zukunftsbezogenen Einführung in die symbolische Ordnung. Bezogen auf die Arbeit mit Flüchtlingen heißt das, dass Einfühlung und Mitgefühl allein nicht genügen. Vielmehr es ist wichtig, eine geteilte, mit den Flüchtlingen gemeinsam vertretene symbolische Ordnung zu haben. Was das im Einzelnen bedeutet, ist vielgestaltig:

- Zunächst geht es darum, zusammen mit dem traumatisierten Flüchtling Worte für seine Erfahrungen zu finden. Das ist ja das Wesen traumatischer Erfahrungen, dass sie nicht ausreichend repräsentiert, psychisch vergegenwärtigt werden können. Stattdessen äußern sie sich in vielfältigen Symptomen, in körperlichen Beschwerden, in psychischen Erlebensstörungen wie der Dissoziation oder der Panikstörung. Es ist die Stärke psychoanalytischer Verfahren in der Traumatherapie, die Möglichkeiten des Denkens, die Weite des psychischen Erlebensraumes zu vergrößern.[28]
- Es wird weiterhin um eine gemeinsame Beschreibung der Möglichkeiten des Gastlandes gehen, also um eine Korrektur der oft zu hoch gestellten Erwartungen an die Bereitschaft der Menschen im Gastland, sich zu kümmern und zu sorgen. Die Realitäten des Gastlandes müssen anerkennt werden, ohne dass die Enttäuschung und die Desillusionierung übermächtig werden und das Gastland nun gar nicht mehr gastlich, sondern nur noch feindlich erlebt wird.

28 Vervin S (2017), S. 156

- Die Einführung in die symbolische Ordnung als einer gemeinsam geteilten bedeutet schließlich noch etwas anderes, und dieser Aspekt knüpft an den Anfang an, als gesagt worden war, dass eine neutrale Haltung gegenüber dem traumatisierten Flüchtling nur schwer möglich ist. Wenn es denn das Ziel ist, eine gemeinsame symbolische Ordnung zu schaffen, dann sollte der Therapeut sich an einem öffentlichen Diskurs beteiligen, der die Menschenrechte der Flüchtlinge bestätigt, in dem sie nicht nur mit offenen Armen und Gesten der Barmherzigkeit begrüßt werden, sondern der klarstellt, dass es zum Kern des eigenen Selbstverständnisses des Gastlandes gehört, so und nicht anders zu handeln, dass das Bekenntnis zu den Flüchtlingen nicht selbstlos ist, sondern gerade das eigene Selbst, die eigene Geschichte zu klären und zu bestätigen erlaubt. Dieses Zeugnis des Anderen braucht der Flüchtling, um sich seine eigene Geschichte aneignen zu können.

Schlussbemerkungen

Am Ende dieser Vorlesung angekommen, will ich doch noch einmal schlagwortartig zusammenfassen, wo der Psychotherapeut durch die Flüchtlingsarbeit an die Grenzen seines gewohnten Handelns und seines Fachwissens stößt. Folgende Faktoren sind wichtig geworden:

- das Wissen um die besonderen seelischen Belastungen eines Menschen auf der Flucht,
- die fachüberschreitende Tätigkeit und Kooperation (Einbeziehen der sozialen, der rechtlichen und der sprachlichen Ebenen),
- die kulturelle Differenz und die darauf bezogene kultursensible Haltung,
- das Vermögen zur Selbsthinterfragung und die Möglichkeit der kulturellen Emanzipation,
- die gemeinsame Arbeit mit dem Flüchtling im transkulturellen Übergangsraum,

- die therapeutische Arbeit an den Trennungserfahrungen des Flüchtlings,
- das Engagement und das Zeugnis für den Flüchtling.

Je nachdem wie wir unsere therapeutische Arbeit überhaupt verstehen, wird mit diesen Faktoren eine Grenze mehr oder weniger markiert. Wie bereits einleitend bemerkt, bin ich überzeugt, dass die therapeutische Arbeit mit Flüchtlingen nicht unsere Tätigkeit in Frage stellt, sondern bestätigt und sogar bereichert. Sie stärkt das politische Bewusstsein, die Einsicht in die gesellschaftliche Verantwortung der eigenen Tätigkeit. Sie führt zu einer – heilsamen – Verfremdung des eigenen Standpunkts. Sie vermittelt unschätzbare Einblicke in das Leben der Menschen, die wir sonst als »fremd« darstellen. Eigentlich sollte das Grenzgebiet der Psychotherapie mit Flüchtlingen Pflicht für die Psychotherapieausbildung sein, weil sich von diesem Grenzgebiet aus das eigene Tätigkeitsfeld am besten erschließt.

2. Vorlesung
Die Grenzen der therapeutischen Verfahren

Ralf T. Vogel

Was ist ein psychotherapeutisches Verfahren?

Der Begriff des psychotherapeutischen Verfahrens wurde im deutschsprachigen Raum lange unscharf und z. T. auch berufspolitisch motiviert verwendet, was nicht zuletzt für die Psychotherapieforschung und damit verbunden auch für die Zulassungspraxis etwa zur kassenärztlichen Versorgung ganz wesentliche Probleme aufwarf. Die in Deutschland maßgeblichen Psychotherapierichtlinien zum Beispiel haben diesem Problem Rechnung getragen und treffen seit einigen Jahren eine sinnvolle Unterscheidung zwischen psychotherapeutischen Verfahren, Methoden und Techniken. In § 5 des von dem mächtigen sog. »Gemeinsamen Bundesausschuss« erlassenen Grundlagenpapiers erfolgt folgende Definition eines Psychotherapieverfahrens:

1. Ein zur Krankenbehandlung geeignetes Psychotherapieverfahren ist gekennzeichnet durch eine umfassende Theorie der Entstehung und Aufrechterhaltung von Krankheiten und ihrer Behandlung oder verschiedene Theorien der Entstehung und Aufrechterhaltung von Krankheiten und ihrer Behandlung auf der Basis gemeinsamer theoriegebundener Grundannahmen,
2. eine darauf bezogene psychotherapeutische Behandlungsstrategie für ein breites Spektrum von Anwendungsbereichen oder mehrere darauf bezogene psychotherapeutische Behandlungsmethoden für ein breites Spektrum von Anwendungsbereichen und
3. darauf bezogene Konzepte zur Indikationsstellung, zur individuellen Behandlungsplanung und zur Gestaltung der therapeutischen Beziehung.

Die therapeutischen Verfahren sind nun historisch bedingt eng verknüpft mit sog. Psychotherapie*schulen*. Dabei ist der Begriff der Schulen wohl abgeleitet aus den antiken Einteilungen philosophischer Denkrichtungen in sog. Philosophische Schulen und unterlegt damit die in Punkt eins der Definition der Psychotherapierichtlinien benannte umfassende Krankheits- und Behandlungstheorie mit dem zugrundeliegenden Element der philosophischen Grundausrichtung, also der Erkenntnistheorie, des Menschenbildes, der Weltanschauung oder wie immer diese Basis therapeutischen Denkens und Handelns auch benannt werden mag. Die Merkmale einer therapeutischen Schulrichtung können in einem Strukturmodell folgendermaßen aufgelistet werden[29]:

1. Darstellung des zugrundeliegenden anthropologischen Verständnisses und Bemühens um eine maximale Breite desselben (philosophische Perspektive),
2. Theorie der psychischen Störungen und deren Therapie (Krankheits- und Veränderungstheorie) (psychopathologische Perspektive),
3. Theorie des therapeutischen Geschehens (Prozess- und Beziehungstheorie, Wirkfaktorentheorie) (psychologische Perspektive i. e. S.),
4. umfassende Aussagen zur Einbettung des Verfahrens in die aktuellen kulturell-gesellschaftlichen Verhältnisse (soziologische Perspektive),
5. wissenschaftlicher Nachweis der Quantität und Qualität ihrer Wirkung (Wirksamkeitsperspektive).

Die Beobachtung des konkreten, sichtbaren Handelns des Therapeuten ist also nicht, wie man zunächst glauben könnte, die prominente Bestimmungsmethode einer Therapieschule wie denn auch die Psychotherapieforschung schon lange weiß, dass die wirklich schulspezifischen Techniken wenige sind und auch nur Geringes zum Therapieerfolg beitragen[30]. Man könnte von einer »psychotherapeutischen Hierarchie« sprechen, mit den Menschenbildannahmen als bedeutsamstem Ausgangspunkt über die sog. Metapsychologie zur therapeutischen Haltung, zur Metho-

29 Vogel RT (2003)
30 Tschuschke V & Czogalik D (1990)

de und schließlich zur konkreten und dann u. U. auch manualisierbaren Behandlungstechnik.

Soziologisch können die therapeutischen Schulrichtungen und die in ihnen und aus ihnen heraus erwachsenen therapeutischen Verfahren auch als »epistemische Kulturen« oder »Wissenskulturen« bezeichnet werden.

Wissenskulturen werden von der Bielefelder Wissenssoziologin Karin Knorr-Cetina – zunächst für das Feld der Naturwissenschaften – definiert als »… diejenigen Praktiken, Mechanismen und Prinzipien, die gebunden durch Verwandtschaft, Notwendigkeit und historische Koinzidenz, in einem Wissensgebiet bestimmen, wie wir wissen, was wir wissen. Wissenskulturen generieren und validieren Wissen«[31]. Das Konzept wird vorwiegend in den Kulturwissenschaften[32] rezipiert und birgt ein großes Potenzial für eine konstruktive Begegnung der therapeutischen Schulrichtungen. Die Konzeption von Wissenskulturen folgt einem sog. »kontextuellen« Verständnis der Generierung, Anwendung und Begründung von Wissen, heraus aus einer primären Ebene von Erfahrungen. Der Kontext ist dabei neben den subjektiven Bedingungen der beteiligten Akteure primär ein sozialer Beziehungsraum (mit dazugehöriger Gruppendynamik, mit Machtverhältnissen etc.), der sich vor dem Hintergrund einer grundlegenden Weltsicht (philosophische Perspektive) herausbildet. Die erreichten Wissensbestände der einen Kultur können nicht einfach in eine andere »exportiert« werden, sondern bleiben stets an ihren eigenen Kontext gebunden, und die Verdeutlichung der Kontextbedingungen innerhalb derer ein öffentlich gemachtes Wissen entstanden ist, ist unbedingt zu fordern. Wichtig ist für unseren Zusammenhang auch: Die Binnenkommunikation innerhalb der Wissenskulturen erfolgt über ein gemeinsames Sprach- und Begriffssystem, weshalb exakte Begriffsvergleiche zwischen den therapeutischen Schulrichtungen notwendig sind, um Unterschiede und eventuelle

31 Knorr-Cetina K (2002), S. 11
32 vgl. z. B. Fried J & Kailer Th (2003)

Überschneidungen, Integrierbares und fremd Bleibendes auszumachen.

Die Bestimmung auch der therapeutischen Schulen als Wissenskulturen hat für deren wissenschaftlichen Diskurs untereinander große Auswirkungen, die an dieser Stelle allerdings nicht dargestellt werden können. Es sei nur so viel gesagt: Ein konsequentes Zu-Ende-Denken dieses Ansatzes müsste auf die, inzwischen wohl weniger von der Wissenschafts- als eher von einer Marktlogik motivierten Konkurrenzkämpfe zu einer komplementären und kooperativen Sicht auf die Vielfalt therapeutischer Schulen hinführen, die die auch bei maximal integrativem Denken (s. u) verbleibende (Rest-)Verschiedenheit nicht auflöst, sondern in respektvoller und kooperativer Art nutzbar macht. Psychotherapieschulen als Wissenskulturen könnten als unterschiedliche und grundsätzlich gleichwertige Zugänge zum grundlegenden Anliegen von Psychotherapie, der Annäherung an (zunächst oder gar grundsätzlich) Unbekanntes, angesehen werden.

Nach dieser kurzen Umkreisung des Begriffs des psychotherapeutischen *Verfahrens* kehren wir nun aber zurück zum Thema der Grenzen und haben uns hier zumindest knapp mit der Frage der Abgrenzung der Verfahren voneinander zu befassen. Hier ist – wie so oft in psychotherapierelevanten Grundsatzfragen – von philosophischer Seite bereits viel Vorarbeit geleistet worden. Für unseren Zusammenhang interessant ist z. B. die phänomenologische Sicht auf den Begriff der Grenze etwa des deutschen Philosophen Bernhard Waldenfels[33], der z. B. darauf hinweist, dass Grenzen erst durch die Absicht bzw. den Prozess der Grenzziehung überhaupt zustande kommen und Grenzziehung die Einnahme einer dritten Position erfordert, von der aus sie vollzogen wird. Dies bedeutet für unseren Gegenstand: Die Begrenzung der Verfahren zueinander ist nicht wirklich durch Vertreter der Verfahren möglich, die großen Psychotherapieverfahren markieren keine sauber voneinander trennbaren Orte mehr! Ein Blick in die modernen Lehrbücher der psychotherapeutischen Hauptverfahren zeigt: V. a. die modernen tiefenpsychologi-

33 Waldenfels B (1999)

schen und die modernen verhaltenstherapeutischen Richtungen weisen, wenn sie als Gesamtheiten betrachtet werden und nicht nur einzelne Untergruppen miteinander verglichen werden, erhebliche therapiepraktische Übereinstimmungen auf, ihre Gemeinsamkeiten im konkreten therapeutischen Handeln überwiegen schon seit langem ihre Unterschiede.

Übung zum Nachdenken

Die Entstehung einer psychotherapeutischen Schulenzugehörigkeit:

- »Wie wurden Sie, was Sie (in Ihrem psychotherapeutischen Handeln) sind«?
- »Warum haben Sie das von Ihnen gelernte Therapieverfahren gewählt?«
- Wie zufrieden sind Sie
  a) mit der Wahl ihres Verfahrens (und warum)?
  b) mit ihrer Ausbildung (und warum)?

Bei der grundlegenden Frage nach einer internen Differenzierung der Verfahren gilt es ebenso zu bedenken: Es gibt nicht mehr *die* Verhaltenstherapie, *die* psychoanalytische Theorie und Praxis, *die* systemische oder humanistische Psychotherapie. Inzwischen herrscht derzeit in der Verhaltenstherapie – mehr als in der Psychoanalyse, der dies lange zum Vorwurf gemacht wurde – eine enorme Heterogenität auf allen oben beschriebenen Ebenen einer Therapieschule (man vergleiche nur die manualisierten und immer noch vorwiegend lerntheoretisch begründeten Angstexpositionstrainings mit den vom Buddhismus inspirierten achtsamkeitsorientierten Richtungen). Die internen Unterschiede der Vertreter eines Verfahrens sind heute oft größer als die in den jeweiligen Lehrbüchern oder berufspolitisch motivierten Streitschriften postulierten Unterschiede zwischen den Verfahren.

Grenzen

Berufs- und damit machtpolitisch genutzte und inhaltlich oft kaum und nur oberflächlich begründete und durchdachte Abgrenzungen zwischen den therapeutischen Schulen und Verfahren stellen ein übergeordnetes und in seinen Auswirkungen v. a. auf die Forschungsanstrengungen nicht zu vernachlässigendes Problem der psychotherapeutischen Community dar. In dieser Vorlesungsreihe soll es jedoch praxisorientiert um die für die tägliche psychotherapeutische Arbeit bedeutsamen Grenzziehungen gehen. Hier haben wir es mit einer sich diametral entgegengesetzt aufgestellten Problemlage zu tun. Sowohl rigide als auch auf der anderen Seite des Kontinuums fehlende Grenzen sind dysfunktional:

Da ist zunächst der durch harte Abgrenzung gekennzeichnete Schulendogmatismus. Ein allumfassender Geltungsanspruch führt paradoxerweise zu einem »Übersehen der Grenzen und der Relativität des Wissens«[34] und der Einschränkungen der eigenen Wirksamkeit. Übertriebene Heilungsversprechen und missionarischer Eifer machen das eigene Verfahren zum grundsätzlich besseren Verfahren, was mit einer latenten oder auch manifesten Entwertung der »Anderen« einhergeht. Mit dieser Entgrenzung des Wirksamkeits- und Geltungsanspruches geht eine hohe Über-Ich Bildung bzgl. des »Erlaubten« und des »Zugehörigen« einher, die durch eine übermäßige Eingrenzung und Reglementierung des therapeutischen Möglichkeitsraums zu einer starken Verunsicherung v. a. bei Ausbildungskandidaten beiträgt. Beständig stellt sich ihnen die Frage, ob sie nun wirklich das jeweilige Verfahren beherrschen und sich als Teil der jeweiligen Community fühlen dürfen.

Gegen diese Abgrenzungs- und Überlegenheitssicht stehen die Ergebnisse der modernen Psychotherapieforschung, die generell nur einen sehr geringen Anteil des Therapieerfolgs (die Schätzungen reichen von 1 % bis zu großzügigen 20 %) durch die Schulrichtung des Therapeuten erklärbar sehen und die Wirksamkeitsunterschiede der großen therapeutischen Verfahren insgesamt als vernachlässigbar darstellen[35]. Metaanaly-

34 Schmidt-Lellek Ch (2005), S. 157

35 z. B. Wampold BE et al. (2017)

sen über eine große Anzahl an Psychotherapie-Vergleichsstudien ergaben lediglich minimale Unterschiede in der Wirksamkeit verschiedener Psychotherapiemethoden. Die Effektstärkenunterschiede liegen in diesen Studien regelmäßig unter 0,25[36]. Therapeuten- und Beziehungsfaktoren scheinen die Wirksamkeit einer jeweils zu beurteilenden Psychotherapie demgegenüber weitaus besser vorherzusagen als die Anwendung dogmatischer, auf zugrundeliegende psychologische oder wissenschaftstheoretische Theorien begrenzte Verfahren. Diese Kritik entspricht auch der Theorieskepsis früherer phänomenologisch und auch analytisch orientierter Denker. Als Beispiel sei hier nur der Schweizer Psychiater und Psychologe C. G. Jung (1875–1961) genannt (► Abb. 2.1), der selbst der Gründung einer jungianischen Schulrichtung skeptisch gegenüberstand und z. B. meinte, »Theorien gehören im Gebiete der Psychologie zum Allerverheerendsten. Wir bedürfen zwar gewisser theoretischer Gesichtspunkte um deren orientierenden und heuristischen Wertes willen. Aber sie sollen stets als bloße Hilfsvorstellungen gelten, die man jederzeit beiseitelegen kann.«[37]

Die – zu Ende gedacht ebenso fatale – Kehrseite eines Schulendogmatismus ist die mehr oder weniger bewusst reflektierte Auflösung aller Schulengrenzen in ein eklektisch-pragmatisches Vorgehen, das sich ohne Rekurs auf die jeweils zugrundeliegenden Paradigmen bunt gemischt aller situativ als brauchbar erscheinenden Einzelaspekte der unterschiedlichen Therapieverfahren bedient. Hier fehlt die für eine erfolgreiche Therapie notwendige Bewusstmachung der Verankerung des eigenen therapeutischen Tuns in Menschen- und Weltbild, es fehlt ein Roter Faden durch den Therapieprozess und es entstehen widersprüchliche therapeutische Strategien. Therapeutische Schulen dienen eben auch einer Selbstvergewisserung des Therapeuten und haben als Teil einer »Therapeutenvariablen« im psychotherapeutischen Wirkfaktorenspektrum ihren notwendigen Platz (s. u.).

---

36 z. B. Pfammatter M et al. (2012)
37 Jung CG (1938), GW 17, S. 16

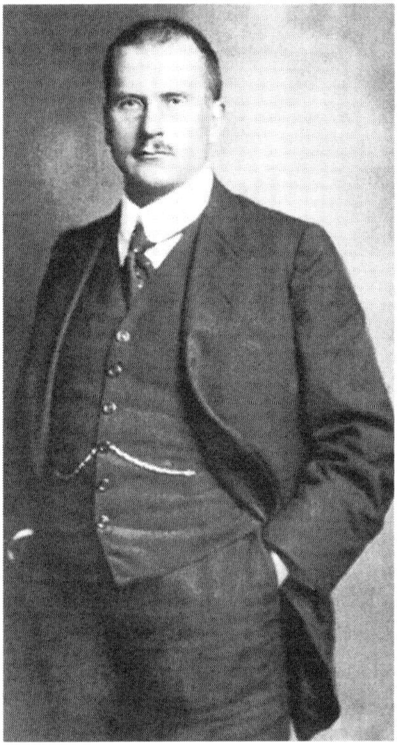

Abb. 2.1: C. G. Jung (1875–1961)

Folgende Grenzen psychotherapeutischer Verfahren lassen sich überblicksweise aufzeigen:

- Grenzen der Theorie,
- Grenzen der einzelnen Interventionsformen,
- Grenzen bzgl. bestimmter Störungsbilder (Differenzielle Indikationsstellung) (PT-Forschung und Richtlinien weisen keine Unterschiede nach),
- Grenzen bzgl. der Symptomschwere (eher Grenze der PT überhaupt → Beziehungsfähigkeit als begrenzender Faktor, ▶ 4. Vorlesung)
- Grenzen der Erlernbarkeit (Verfahren sind stark begründerlastig konzipiert, Manuale werden so wie beschrieben nicht angewandt),

- Grenzen der Anwendbarkeit (z. B. zu hohe intellektuelle Voraussetzungen, sozio-ökonomische Grenzen).

Bei all diesen Grenzthemen stellt sich natürlich die Frage: Gibt es vielleicht die Grenzen der Therapieschulen überschreitenden, ja aufhebenden Theorien? Bindungstheorie, Säuglingsforschung oder auch bestimmte Traumatheorien werden hier z. B. genannt[38], denkbar wäre aber auch eine an existenziellen Themen orientierte Psychotherapie[39] oder das Konzept einer »pantheoretischen« therapeutischen Allianz (Arbeitsbündnis)[40]. Andere Autoren setzen direkt auf schulübergreifende Ansätze. Diese können folgendermaßen unterschieden werden:

- Allgemeine Psychotherapie (»therapieschulen-unabhängige Integration«),
- Eklektische Psychotherapie,
- (Methoden-)Kombinierte Psychotherapie,
- Methoden-(Sukzessive) Psychotherapie,
- Indikativ-differenzierte Psychotherapie,
- Integrative Psychotherapie (»therapieschulenbezogene Integration«).

V. a. der Terminus der »Integrativen Psychotherapie« ist in einer breiten und unübersichtlichen Bedeutungsvielfalt zurzeit in aller Munde und dies so weit, dass sich der Integrationsbegriff zunehmend in eine Redundanz aufzulösen droht. Meint man es aber ernst, so bedeutet »Integrative« (lat.: integer, unverletzt, unversehrt) Psychotherapie »die Anwendung unterschiedlicher therapeutischer Methoden auf dem theoretischen Boden einer definierten therapeutischen Schulrichtung. Dabei ist es unumgänglich, vor der Integration eines Therapieelements einer therapeutischen Richtung dieses in die theoretische Sprache der Basistheorie zu übersetzen und ihre Wirksamkeit mit den Möglichkeiten der Basistheorie zu erklären«[41]. Aktuelle internationale psychotherapiewis-

38 Strauß B & Geyer M (2006)
39 Vogel RT (2013)
40 Wampold BE et al. (2017), S. 233
41 Vogel RT (2000)

senschaftliche Studien weisen darauf hin, dass der »Import« von Methoden unterschiedlicher therapeutischer Orientierungen bei klarer Ausrichtung an einer bevorzugten psychotherapeutischen Schulrichtung wohl eher gängig als selten ist[42]. Bei genauer Betrachtung ist dieser anspruchsvolle und v. a. in stationären Settings gut erprobte Ansatz aber zumindest nach den bundesdeutschen Psychotherapierichtlinien ein »illegales Vorgehen«, da hier in § 18 keine Kombination von psychoanalytisch begründeten Verfahren und Verhaltenstherapie zugelassen wird: »Psychoanalytisch begründete Verfahren und Verhaltenstherapie sind nicht kombinierbar, weil die Kombination der Verfahren zu einer Verfremdung der methodenbezogenen Eigengesetzlichkeit des therapeutischen Prozesses führen kann«. Neben einer Experten-Debatte bekommen wir es hier nun auch noch mit administrativ festgelegten Grenzen zu tun! Es finden sich aber auch fachliche Grenzen der Integrationsarbeit, die in den jeweils zur Integration anstehenden Methoden, Grenzen im Patienten oder auch im Therapeuten liegen können. Es geht hier v. a. um die Kontroverse zwischen einer psychotherapeutischen Verortung vs. einer diese auflösenden Integration, um eine Verortung im Menschenbild der Therapieschule und den daraus erwachsenden therapeutischen Konsequenzen. Der Therapeut muss eben, um wirksam sein zu können, das Angewandte wertschätzen, sich mit ihm verbunden fühlen, sich damit identifizieren (Allegiance-Effekt). So lassen sich die Ergebnisse der diesbezüglichen Forschungen folgendermaßen zusammenfassen: »Wichtiger als die Art der Psychotherapie, die ein Therapeut anwendet, ist also offenbar das Ausmaß, in dem er von seiner Therapieform überzeugt ist«[43]. Dieser identifikatorische Aspekt macht neben einer immer auch wieder zu konstatierenden mangelnden Übersetzbarkeit einzelner Variablen eines Therapieverfahrens in die Sprache des anderen eine zentrale Grenze integrativer oder methodenkombinierender Vorgehensweisen aus. Teilweise also durchaus berechtigte Kritiken am Modetrend der Integration listen auf:

42 z. B. Thoma N. & Cecero J (2009)
43 Beutel ME et al. (2010) S. 100

- Gefahr des Gegenübertragungsagierens,
- weg von der »Innenraum-Fokussierung« der psychoanalytisch orientierten Therapien,
- weg von der »Handlungsorientierung« der verhaltenstherapeutischen Therapien,
- (Veränderungs-)Widerstand wird als Ichfunktionsstörung verkannt,
- Gefahr einer Über-Ich-lastigen Therapie,
- Reaktion auf (Leistungs-)Druck seitens des Patienten oder der Institution,
- Reaktion auf eigene Insuffizienzängste mit der Gefahr von Selbstwerteinschränkungen,
- Nicht-Aushalten-Können von (notwendigen) Stillständen.

Einschub: Psychotherapeutische Identitäten

Der Identitätsbegriff hat im postmodernen Diskurs und in neuerer Zeit in der politischen Debatte eine enorme Bedeutung erlangt und ist dort um einige Facetten erweitert worden. Im psychotherapeutischen Zusammenhang geht es um die Frage eines Zugehörigkeitsgefühls zu einer ein Wir-Gefühl erzeugenden therapeutischen Gruppe (Schule), welche wiederum Anteil hat am therapeutischen, bisweilen aber auch allgemeinen Selbsterleben des Therapeuten. Wer bin ich, wenn ich Psychotherapie betreibe? – das ist die zugehörige Frage. Schon 1929 betonte C. G. Jung den »subjektiven Bekenntnischarakter jeder Psychologie«[44] und dadurch, dass Psychotherapeut sein bei vielen diesen Beruf Ausübenden Teil ihrer gesamten Lebensauffassung ist, sie also stark mit ihrem Beruf identifiziert sind, sind wir bei der Wahl unserer zugrundeliegenden Therapieverfahren schnell bei der alles entscheidenden Frage »Wer bin ich?« überhaupt angelangt. V. a. in der psychoanalytischen Geschichte ist seit ihren Anfängen deutlich abzulesen, dass etwa Psychoanalytiker-Sein nicht selten keine bloße Berufsbezeichnung, sondern ein übergeordnetes, ganzheitliches Lebenskonzept bedeutet. Wie ich über meine Patien-

44 Jung CG (1929), GW 4, § 774

ten und deren Leben nachdenke, so denke ich auch über mich und mein Leben nach.

In der jüngeren Entwicklung der Psychotherapie kommt ein weiterer identitätsrelevanter Aspekt hinzu, die Arbeit mit spirituellen Themen und v. a. mit aus spirituellen Traditionen entliehenen Techniken. Es zeigt sich, dass »spirituelle Suchbewegungen, Interventionsansätze und Orientierungen in der Psychotherapie keine Ausnahmeerscheinung mehr sind, keine Sonderwege einzelner Psychotherapeuten …«[45]. Die spirituelle Grundausrichtung des Menschen macht wohl den zentralen Faktor seiner Identität aus, und dies gilt für Patienten wie Therapeuten gleichermaßen.

Dies alles sind auch die Gründe dafür, warum in manchen Therapieschulen eine wissenschaftliche Kritik derselben so schnell ›persönlich‹ genommen wird. Die Kritik wird eben nicht nur als Infragestellung einzelner beruflicher Tätigkeiten, sondern der gesamten Person erlebt.

Identitäten sind heute nicht mehr monolithisch-einheitlich, sie können gebrochen und fragmentiert sein, können sich überlappen und sind ständigen Transformationsprozessen ausgesetzt[46]. Trotzdem ist das Gefühl von Identität wichtig für ein gesundes Erleben von Selbst-Kohärenz. Dabei ist es notwendig, seine Identität an den Rändern flüssig zu halten und dadurch flexibel zu bleiben, andererseits aber das Gefühl eines Identitäts*kerns* nicht zu verlieren. Das Gleiche gilt wohl für die therapeutische Identität, die durch zumindest partielle Identifizierung mit einer therapeutischen Schulrichtung und deren Vertretern entsteht. Der Menschenbild- und Wertekanon einer therapeutischen Schulrichtung, aus der sich das therapeutische Handeln ableitet, die Selbstvergewisserung durch soziale Events wie Kongresse, Supervisionen oder Intervisionen, die Literatur, die das Eigene bestätigt und vertieft, alles das bietet eine gute Basis für (Selbst-) Sicherheit in der therapeutischen Situation, die ja jedes Mal eine Fülle von Verunsicherungsfaktoren bereithält. Gleichzeitig, und hier setzt

45 Frick E et al. (2014), S. 195
46 Hall St (1996)

die (psychoanalytische) Institutionskritik, die immer mit dem Identitätsbegriff verbunden sein muss, an, ist darauf zu achten, die therapeutische Identität so flexibel zu halten, dass Änderungen, Weiterentwicklungen oder die Anerkennung des Wertes des Anderen und der neugierige Austausch mit ihnen möglich sind. Sonst verfällt eine (schulengebundene) therapeutische Identität in die Gefahr des Dogmatismus und des Sektierertums mit einer unheilvollen inhaltlichen, aber auch organisatorischen Selbstabschottung. (Schulen-) Identität wird dann »etwas mit einem Gartenzaun drum herum«.[47] Darauf wurde nicht ohne Grund v. a. in der psychoanalytischen Literatur immer wieder warnend hingewiesen.[48]

Als Alternative zur Integration bietet sich in erster Linie die Methodenkombination an. Auch sie hat eine große Tradition im stationär-psychotherapeutischen Bereich. Unbedingt zu überlegen und viel zu wenig in Falldiskussionen einbezogen ist auch die Indikation, einen Patienten auch einmal abzugeben bzw. in eine andere Klinik zu überweisen (Therapeuten- und/oder Verfahrens- und/oder Settingwechsel). Und schließlich ist auch die Notwendigkeit des Hinterfragens der (aktuellen) Psychotherapieindikation überhaupt zu nennen.

Woran erkennt man als Erstes die Grenze eines Verfahrens? Formal dient dazu der – wenn vorhandene – Indikations- und Kontraindikationskatalog. Dies stellt sich jedoch als schwierig heraus, da Therapeuten erfahrungsgemäß im Allgemeinen das von ihnen erlernte Verfahren als primär, nicht selten auch als einzig indiziert halten. Wissenschaftlich geht es um non-response und Verschlechterungseffekte, wobei die Frage: »Wie misst man den Erfolg eines Verfahrens?« kontrovers beantwortet wird. Die Grenzen der Wirksamkeit der (wissenschaftlich anerkannten) Therapieformen im Allgemeinen werden von der Forschung dabei deutlich aufgezeigt[49].

47 Rudolf G (2016), S. 18
48 z. B. Kernberg OF (2012)
49 z. B. Jacobi F (2002), Eckert J et al. (2004)

Die Indikationsstellung ist im Bereich der Psychotherapie ein kompliziertes Unterfangen: »Der naive aber zunächst jedenfalls naheliegende Gedanke, für die große Zahl der einzelnen Methoden gäbe es (vergleichbar unterschiedlicher Medikationen und Techniken in der somatischen Medizin) differentiell-disjunktive Indikationen für spezielle Krankheitsbilder, muß aufgrund des derzeitigen Standes der Erkenntnisse im Wesentlichen zurückgewiesen werden. Ein globaler oder gar exklusiver Anspruch auf konzeptionell gebundene besondere Wirksamkeit kann jedenfalls nicht aufrechterhalten werden: und so geht man bei Vorliegen von Problem A nicht in gleicher Konsequenz beispielsweise zum Verhaltenstherapeuten wie man bei Zahnweh zum Zahnarzt geht«, so hört man aus psychoanalytischer Forschungsperspektive[50]. Und die beiden einflussreichen Verhaltenstherapeuten Zielke und Sturm[51] meinen »Wohl in keinem anderen Themenbereich der wissenschaftlichen Forschung und Praxis in der Psychotherapie findet man eine derartige Vermischung von wissenschaftlich getarnter Vorurteilsnahme und einem Mangel an universitärer Forschung bei gleichzeitig vorhandenem klinisch gesicherten Handlungswissen wie im Bereich der Indikationsstellung«. Psychotherapieverfahren begründen die Indikation und die Grenzen eben auch und v. a. aus unterschiedlichen erkenntnistheoretischen Paradigmen heraus. Eine zuverlässige Differenzielle Indikationsstellung, also die Frage: »Welches Psychotherapiekonzept und vom wem durchgeführt ist bei welchen Personen mit welchen spezifischen und Persönlichkeitsstörungen und welchen weiteren spezifischen Problemen und unter welchen Rahmenbedingungen am effektivsten?«[52] bleibt wohl eine »im Prinzip mögliche, aber leider in der Utopie verendende Fragestellung«[53].

Eine gängige Konsequenz daraus ist Suche nach »Passung« als Umgang mit der Begrenztheit. Selektive Indikation bemüht sich dabei, für den konkret anwesenden Patienten die passende Therapie zu finden. Und wahrscheinlich muss diese sogar jedes Mal neu erfunden werden.

50 Czogalik DH et al. (1997)
51 Zielke M & Sturm J (1993)
52 Fiedler P (2000), S. 2
53 Biermann-Ratjen E-M et al. (2016)

So meine C. G. Jung schon 1924: »Wenn ich Herrn X behandle, so bin ich genötigt, die Methode X anzuwenden, und bei Frau Z. die Methode Z. Das heißt, die Wege und Mittel der Behandlung werden vorwiegend durch die Natur des Kranken bestimmt … Die wirkliche und wirkungsvolle Neurosentherapie ist immer individuell, und daher muss die sture Verwendung einer bestimmten Theorie oder Methode als von Grund auf verfehlt bezeichnet werden«[54]. Diese Anerkennung und Wertschätzung des individuellen Patienten und der einzigartigen jeweiligen therapeutischen Beziehung beinhaltet wohl auch die Hauptideen einer im Zuge der Entwicklungen im organmedizinischen Bereich als »individualisierte« oder »personalisierte« Psychotherapie benannten verfahrensübergreifenden Sicht der jeweiligen therapeutischen Situation.

Einzelfallorientierung und selektive Indikation meinen aber, wie bereits angemerkt, auch die Anerkennung der Begrenztheit der Psychotherapie als Ganzes. Es geht also auch um die Frage: Sind andere Hilfsmaßnahmen (soziotherapeutische, beraterische, psychiatrische) stattdessen oder zumindest ergänzend erforderlich?

Die existenziellen Begrenztheiten psychotherapeutischen Handelns

Alle psychotherapeutischen Praktiker wissen, dass außertherapeutische Faktoren wie Todesfälle in der Familie, Arbeitsplatzverlust oder auch das Kennenlernen neuer Bezugspersonen, Glück bei wichtigen Unternehmungen etc. einen enormen, bisweilen die psychotherapeutischen Interventionen in den Schatten stellenden Einfluss auf den Verlauf einer Therapie nehmen können. Viele dieser Ereignisse entziehen sich – schulenunabhängig – sogar jeglicher therapeutischen Einflussnahme und fallen vielmehr unter die Kategorie schicksalhafter Fügungen oder existenzieller Parameter des menschlichen Daseins. V. a. die Existenzielle

54 Jung CG (1924), GW 17, § 203

Psychotherapie und ihr prominentester Vertreter, der amerikanischen Psychiater und psychodynamische Psychotherapeut Irvin D. Yalom (▶ Abb. 2.2), werden nicht müde, die definitionsbedingte »Unlösbarkeit« der existenziellen Menschheitsfragen nach Sinn, Tod, Einsamkeit und Freiheit zu betonen. Immer wieder weist er auf die »bestürzende« Tatsache hin, dass »befriedigende Antworten« nicht gegeben werden können,[55] dass Angst und Verzweiflung über diese Tatsache nicht verleugnet werden dürfen, und zitiert im Gegenteil Jean Paul Sartres berühmtes existenzielles Manifest: »Das menschliche Leben beginnt auf der anderen Seite der Verzweiflung«.[56] Die aus diesen menschheitsimmanenten Begrenzungen auch beim Therapeuten erwachsenden Gefühle von Angst und Ohnmacht sollen konsequenterweise auch von ihm nicht – etwa durch die Flucht in psychologische Theorien, Methoden und Techniken – vermieden oder abgewehrt werden, denn gerade die Nichtbeachtung der prinzipiellen Unlösbarkeit, also der ganz grundlegenden Grenze menschlicher Erkenntnis und menschlicher Handlung bereite Symptome[57].

Das Schicksal, definiert als »das Insgesamt alles Seienden, was das Dasein eines Menschen, eines Volkes usw. beeinflusst, aber nicht vom Menschen selbst geändert werden kann[58], als die »… Augenblicke, bei denen sich die Götter einmischen …« ist der sich hier aufdrängende Terminus.[59] Die aus dieser unausweichlichen »Geworfenheit[60]« des Menschen sich ergebende notwendige therapeutische Bescheidenheit, dass der Therapeut, wie C. G. Jung es ausdrückte, nur »deo concedente«[61] heilsam wirken kann, ist eine gemeinsame Grenze aller therapeutischen Schulrichtungen. Zudem bestimmen in existenzieller Manier natürlich die grundsätzlichen Grenzen menschlicher Freiheit auch die Grenzen der Psychotherapie. Diese menschlichen Grenzen im Denken und Handeln, die Begrenztheiten des Menschen insgesamt, werden nicht selten ebenso

55 Yalom ID (2000), S. 498
56 ebd., S. 507
57 Vogel RT (2015)
58 Schmidt H (1979), S. 591
59 Jung CG (1942), GW 7, § 164
60 Heidegger (2006)
61 Jung CG (1951), GW 9

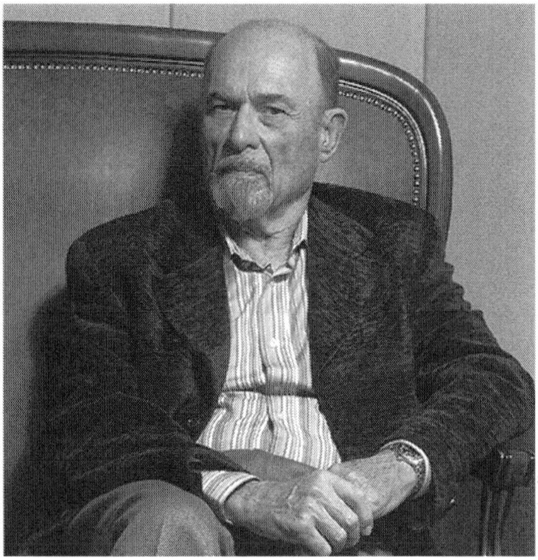

Abb. 2.2: Irvin D. Yalom; © Namophoto, 2011, mit freundlicher Genehmigung von Irvin D. Yalom.

als existenziell und als nicht hintergehbar betrachtet. Wir stoßen hier auf das seit Freud bekannte Dilemma psychoanalytisch fundierter Verfahren: Das Konzept des Unbewussten impliziert menschliche Unfreiheit, die Psychotherapie jedoch ist auf Freiheit angewiesen und die Arbeit an diesem Dilemma sowie die Notwendigkeit, dem Patienten seine Freiheit und deren Begrenzungen bewusst zu machen, ist oft notwendige Vorbedingung für einen erfolgreich verlaufenden therapeutischen Prozess[62]

Eine weitere gemeinsame, quasi »eingebaute« Grenze aller Therapieschulen und der aus ihnen abgeleiteten Verfahren findet sich in der ebenfalls v. a. in existenzialistischen Kreisen betonten Einzigartigkeit jedes einzelnen Menschen. Psychologische Theorien der Therapieschulen und erst recht deren Praxologie machen notwendigerweise Allgemeinaussagen. Ein phänomenologisches und idiosynkratisches Verständnis der therapeutischen Begegnung sieht diese allerdings immer als singu-

62 Vogel RT (2013)

läres Ereignis, dem sich mit Allgemeinaussagen zwar angenähert werden kann, dem aber damit nicht endgültig beizukommen ist.

Diesen, primär aus der Existenzialistischen Philosophie abgeleiteten Begrenzungsfaktoren ist spätestens mit Nietzsche und Schopenhauer und deren Einwirken auf Sigmund Freud und C. G. Jung die Grenzziehung durch die Tatsache des Unbewussten hinzuzufügen. Da dies per definitionem eben »nicht gewusst« werden kann und sich allenfalls in seinen Auswirkungen erschließen lässt, kann es auch nicht primär Gegenstand therapeutischer Intervention sein, sondern ist vielmehr eine Größe, »mit der gerechnet werden muss«, die amplifiziert und umkreist, nicht aber (auf-)gelöst werden kann.

Der Umgang mit der Begrenztheit

»Jede Therapie stößt an Grenzen. Je mehr verschiedene und untereinander konkurrierende Behandlungsmethoden es gibt, desto schwieriger ist es, diese Grenze zu ertragen und nicht nach Möglichkeiten zu suchen, über sie hinaus vorzudringen«, so der Münchner Autor und Psychoanalytiker Wolfgang Schmidbauer[63]. Er weist uns mit dem Begriff des Ertragens darauf hin, dass Begrenztheiten zwar nicht unbedingt per se hingenommen werden müssen (das wäre das Ende eines jeden Forscherdrangs, der ja Grenzen immer wieder hinausschieben will), aber doch akzeptiert werden wollen, ja dass wir mit ihnen rechnen und sie vielleicht sogar nützen können. Der notwendige Umgang mit der Begrenzung führt aber erst über eine Trauerarbeit zur Akzeptanz, Trauer über die Enttäuschung zuvor idealisierter therapeutischer Denkgebäude, über eigene Machtlosigkeiten und Mittelmäßigkeiten. Ein Perspektivenwechsel kann manchmal helfen, nämlich die Unzulänglichkeiten etwa als Ansporn oder auch als notwendiges Opfer anzuerkennen.

63 Schmidbauer W (1995), S. 196

Und welche Konsequenzen ergeben sich hieraus? Sicher ist es gut, sich zumindest vorrangig einer Verfahrensgrundrichtung zugehörig zu fühlen, die den eigenen Menschenbildannahmen entspricht und von der man »kritisch überzeugt« ist. Bei aller Identifikation ist immer darauf zu achten, keinen Dogmatismus aufkommen zu lassen und die anderen Verfahren als weitere Facetten der »Wahrheit« des Seelischen anzuerkennen. Integrieren wir Elemente anderer Therapierichtungen, so am besten auf der Basis der Sprache des Grundverfahrens. So können wir die Grenzen unserer Therapieverfahren ausloten, kennenlernen, vielleicht etwas hinausschieben und schließlich auch akzeptieren.

3. Vorlesung
Die Psychotherapie mit psychotisch erlebenden Menschen – therapeutische Grenzen und Grenzerfahrungen

Joachim Küchenhoff

Die Grenzen von Diagnostik und Psychopathologie und die Notwendigkeit eines erweiterten Krankheitsverständnisses als Voraussetzung einer Psychotherapie der Psychosen

Die Psychotherapie mit psychotisch erlebenden Menschen ist in Deutschland mittlerweile über die Krankenversicherer abrechenbar. Diese Regelung ist ein Meilenstein in der Psychosen-Psychotherapie; sie reagiert darauf, wie gut fundiert mittlerweile die psychotherapeutische Arbeit in diesem Bereich ist. Dennoch bringt sie uns an die Grenzen unserer therapeutischen Bemühungen. Diese Grenzen will ich hier ausmessen. Mir geht es darum zu zeigen, wie wir anders hören müssen, worauf zu achten ist.

Leider hilft die psychiatrische Diagnostik in den gegenwärtigen Klassifikationssystemen nicht viel weiter. Der reduktive oder eliminative Materialismus und das medizinische Modell haben bei der Formulierung der Störungskonzepte Pate gestanden[64] [65]. Das biopsychosoziale Modell wird zwar als Theoriebasis und methodologische Grundlage von Psychiatrie behauptet, aber nicht durchgehend ernst genommen. Der überall verwendete Störungsbegriff hat zwar seinen Wert darin, nichtssagend zu sein und damit ein Denken zu verhindern, das sich einseitig und vorschnell in nosologischen Konzepten verfängt. Der Störungsbegriff sollte

64 Orlinsky D (2002)
65 Küchenhoff J (2003)

öffnen und eingespielte Denkmuster hinterfragen. Er impliziert eine phänomen-nahe Grundhaltung, die darin besteht, von theoretischen Zugangsweisen und konzeptuellen Vorurteilen zu abstrahieren, sie auszuklammern, um zum Phänomen vorzustoßen, das dann je unterschiedlich interpretiert werden kann (und wahrscheinlich muss). Die Inventare haben sich einer radikalen Deskription verpflichtet; nach festgelegten Kriterien werden klinische Auffälligkeiten beschrieben. Verhaltensweisen und Erlebnisformen werden auf diese Weise in eine Vielzahl von psychiatrischen Diagnosen zerschnitten[66]. Die Kehrseite ist bekannt: Ein kategoriales Denken erlaubt nur eine Zuordnung klinischer Eigentümlichkeiten zu den diagnostischen Definitionen. Dimensionen, die in verschiedenen klinischen Manifestationen in unterschiedlicher Ausprägung in Qualität und Quantität verändert sind, bleiben unberücksichtigt. So entsteht ein breiter horizontaler Teppich von Diagnosen, der unübersichtlich zu werden droht und der den Kliniker ratlos hinterlassen kann. Da es in den Inventaren keine theoretisch ausgewiesenen Vertikalen gibt, die eine sinnvolle Hierarchie der Phänomene erlauben, ist es nicht leicht, Prioritäten im therapeutischen Vorgehen festzulegen. Die horizontale Komplexität muss aber reduziert werden, um sinnvolle klinische Entscheidungen treffen zu können. Im Alltag geschieht dies wohl am ehesten dadurch, dass viele Diagnosen, die nach den Inventaren zu stellen wären, gar nicht erfasst werden.

Es war die Aufgabe einer »Psychopathologie als Grundlagenwissenschaft«[67], das Erleben in den Mittelpunkt der psychiatrischen Forschung zu stellen, als Flucht- und Einigungspunkt der verschiedenen wissenschaftlichen Zugänge; dabei hat sie sich nicht auf die bloße Deskription beschränkt, sondern psycho(patho)logische Konzepte entwickelt, die die grundlegende Dynamik des – gesunden und gestörten – Seelenlebens beschreiben und die die Symptomentstehung, wenn nicht die Ätiologie, aber doch die Pathogenese, von diesen her zu beschreiben erlauben. Psychopathologie geht nicht auf in deskriptiver Psychologie, sie ist nicht mit operationaler Klassifikation gleichzusetzen oder auf eine experimentelle, funktionsorientierte Wissenschaft zu verengen. Psychopathologie

66 Pincus et al. (2004)
67 Janzarik W (1979)

hatte den Anspruch, Grundlagenwissenschaft zu sein, Verstehens-, Zusammenhangs- und Prozessmodelle für die Psychiatrie zu liefern. So hat Tellenbach[68] die melancholische Abwandlung aus der spezifischen Persönlichkeitsstruktur des später melancholischen Menschen entwickelt; so hat Janzarik[69] Struktur und Dynamik des Erlebens, ausgehend von der Gestalttheorie, aufeinander bezogen und beispielsweise aus der Veränderung der Dynamik, z. B. also der Affektivität, Folgen für die Struktur, z. B. also für die kognitiven Bestände, aufgezeigt. Ciompi[70] hat im Konzept der Affektlogik ein ähnliches Ziel im Auge, Affekt und Vernunft modellhaft miteinander zu verknüpfen. Die Liste ließe sich fortsetzen; allen Ansätzen gemeinsam ist die Suche nach den Zwischengliedern im Erleben, nach den psychologischen Prozessen, die zu einer krankhaften Veränderung führen können. Psychopathologie darf sich heute nicht weiter auf Klassifikation oder auf das Erfassen funktionaler Detailzusammenhänge beschränken. Sie muss heute den grundlagenwissenschaftlichen Anspruch wieder stark machen. Die psychodynamische Diagnostik erfüllt diesen Anspruch auch heute noch. In jedem Fall muss eine therapieanleitende Psychopathologie komplexe Modelle des Verstehens und der dynamischen Zusammenhänge zur Verfügung stellen. Dieser verstehende Zugang ist wesentlich als Voraussetzung für eine psychotherapeutische Arbeit mit Menschen, die psychotisch erleben.

Positivierung als therapeutische Grundhaltung (G. Benedetti)

Wegbereiter und Vorbild einer solchen Grundhaltung ist Gaetano Benedetti gewesen, der den »Geisteskranken als Mitmensch«[71] gesehen hat. Für seinen Ansatz soll das – freilich zentrale – Konzept der Positivierung hervorgehoben werden, das Benedetti im Rahmen der Psychosen-Psychotherapie entwickelt hat. Psychopathologie hat für Benedetti die Aufgabe, die Weltentwürfe des Patienten, sein Erleben und die klini-

---

68 Tellenbach H (1961)
69 Janzarik W (1988)
70 Ciompi L (1982)
71 Benedetti G (2002)

sche Symptomatik zusammenzudenken. Im Begriff der »progressiven Psychopathologie«[72] entwirft Benedetti eine Psychopathologie als Lehre von den Ausdrucksformen der Subjektivität unter den Bedingungen schweren psychosozialen Leidens und von den Möglichkeiten ihrer sukzessiven therapeutischen Umwandlung. Benedetti ist der einzige Psychopathologe, der im Begriff der Psychopathologie selbst eine therapeutische Dimension verankert hat. In diesem Kontext nun beschreibt der Begriff der Positivierung eine wesentliche Grundhaltung des Therapeuten. Die Positivierung verleugnet weder Leid noch Pathologie, aber verpflichtet sich einer Haltung, die dieses Leid nicht feststellend objektiviert und damit verdoppelt, sondern anerkennt und zugleich – ein Doppelsinn des Wortes – aufzuheben trachtet. In der Positivierung äußert sich eine Haltung strikter kommunikativer Anerkennung der Person des Patienten, und hierzu gehört eine besondere Sicht der Symptombildung, die immer so verstanden wird, dass sich in ihr die Subjektivität des Patienten verdichtet; und je schwerer krank der Patient ist, umso mehr wird das psychopathologische Symptom zum letzten Ort, an dem sich diese Subjektivität äußern kann. Wenn Benedetti von »kommunikativer Psychopathologie« spricht, so betont er, dass der Therapeut die latent vorhandenen kreativen Seiten der Symptombildung wahrnehmen und ansprechen kann. Der Therapeut nutzt nicht nur die eigene Reaktion auf den Patienten, er versteht auch das Symptom als Ausdrucksform seiner Subjektivität. Er denkt sich in die Sprache des Patienten ein und übernimmt sie, nicht nur aus empathischen Bedürfnissen, sondern um dem Patienten zu bestätigen, dass er Autor und Agent seiner eigenen Welterfahrung ist und dass alles das, was er äußert, also auch das Symptom, etwas zu sagen hat. Damit wird die Sprache des Patienten als Welt- und Selbstdeutung ernst genommen. Kommunikative Psychopathologie versteht Pathologie als Mittel der Kommunikation, nicht als Anzeichen einer zerstörten Innenwelt, sondern als Mitteilung.

72 Benedetti G (1983)

Beziehungsdilemmata und ihre psychotischen Lösungen (S. Mentzos)

Stavros Mentzos[73] bietet uns ein anderes, klinisch ausgesprochen hilfreiches Verständnismodell an, das die Psychotherapie anleiten kann. Er betont die Funktionalität psychischer Störungen: Er begreift psychische Vorgänge nicht als determinierte Prozesse, sondern er versteht sie finalistisch. Das erlaubt, Symptome auf ein bestimmtes Ziel hin zu untersuchen: Was will der Kranke damit bewirken? Das heißt aber auch, dass ihm eine Absicht, eine Aktivität unterstellt wird. Psychosen werden nicht nur erlitten, sondern auch hergestellt; wer eine finalistische Perspektive wählt, sucht nach Gründen, die an der Wurzel eines Verhaltens stehen, nicht nur nach Ursachen.

Mentzos lehnt die psychiatrische Klassifikation nicht ab, er kritisiert sie aber mit dem Ziel, sie durch Psychodynamik zu ergänzen, er spricht von der »Psychodynamisierung der Diagnosen«. Grundlegende Herausforderungen des menschlichen Lebens werden von Mentzos treffend beschrieben. Zum einen ist da die Aufgabe, eine eigene Identität zu finden: Wie kann ich »ich selbst« werden, sein und bleiben im Kontakt mit anderen (Identität)? Zum anderen geht es um die Behauptung des eigenen Selbstwerterlebens: Wie kann ich mich im Kontakt mit anderen wertvoll fühlen (Wertigkeit)? Welche Lösungen für diese grundlegenden Fragen des menschlichen Lebens wählen nun psychotisch kranke Menschen? Für die schizophren erlebenden Menschen besteht das grundlegende Dilemma darin, den Konflikt zwischen der Nähe des Objekts, die sich mit der Angst vor der Fusion mit ihm verbindet, und der Ferne vom Objekt, also des Alleinseins und der Beziehungslosigkeit, zu ertragen. Sie lösen das Dilemma von Nähe und Ferne des Objektes so, dass sie das Objekt minimalisieren oder ignorieren – eine Lösung, die ganz auf den Selbst-Pol und seine Übersteigerung ausgerichtet ist: Das Selbst wird auf Kosten der Objektabhängigkeit überbetont. Oder aber die Abgrenzung zwischen Selbst und Objekt wird fallengelassen, zum Beispiel in den fusionären Zuständen einer hebephrenen Verfassung. Das andere Dilemma, die andere Koordinate in der von Mentzos aufgespannten

73 Mentzos S (2009)

Struktur, beschreibt die Ambivalenz in der Wertzuschreibung, den Aufbau des Selbstwerts auf der einen Seite, die Würdigung des Objektwertes auf der anderen Seite. Dieses Dilemma spielt für die bipolaren Störungen eine besondere Rolle: Der manisch erlebende Mensch minimiert den Wert des anderen, der depressiv erlebende Kranke minimiert den Eigenwert.

Auch Mentzos' Konzept erlaubt es, eine therapeutische Haltung dem psychisch Kranken gegenüber einzunehmen, die ihm eine Eigenaktivität, eine Absicht und Intention zugesteht. Dadurch wird der Kranke, ohne dass das grundlegend belastende Leiden übersehen wird, nicht nur als ein passiv ausgeliefertes und defizitäres Individuum angesehen. Außerdem wird die Begegnung mit ihm immer ernst genommen. Wenn die Dilemmata Beziehungsdilemmata sind, dann äußern sie sich in jeder, auch in jeder therapeutischen Begegnung. So führt Mentzos' Ansatz in den Alltag der psychiatrischen Praxis zurück und macht die psychodynamischen Ansätze in der Psychiatrie umsetzbar.

Die Wirkprinzipien von Psychotherapie und ihre Grenzen in der Psychosentherapie

Nachdem wir nun Bausteine eines erweiterten Krankheitsverständnisses als Voraussetzung einer Psychotherapie mit psychotisch erlebenden Menschen versammelt haben, widmen wir uns nun konkreter den Möglichkeiten und Grenzen der Psychosen-Psychotherapie. Um sie auszuloten, kann als Ausgangspunkt die Erinnerung an die allgemeinen Wirkprinzipien der Psychotherapie nützlich sein, um sie als Leitfaden zu nehmen und zu überlegen, was in der Psychosen-Psychotherapie möglich oder unmöglich ist.

Die fünf allgemeinen Wirkprinzipien sind die therapeutische Beziehung, die Ressourcenaktivierung, die Problemaktualisierung, die motivationale Klärung und schließlich die Problembewältigung (▸ Tab. 3.1).

Tab. 3.1: Wirkfaktoren und ihre praktische Umsetzung in der psychotherapeutischen Situation

Wirkfaktor	Umsetzung in der Psychotherapie
Die therapeutische Beziehung	• In der Einstellung zueinander übereinstimmen • Verständnis füreinander entwickeln können • Einen emotional engagierten Kontakt herstellen können
Ressourcenaktivierung	• Fähigkeiten für die Arbeit in der Therapiestunde nutzen • Auf Selbstentwertungen, Generalisierungen etc. hinweisen • Sichtbare Ressourcen, die der Patient nicht bei sich sieht, die aber in der Therapie deutlich werden, bewusst machen
Problemaktualisierung	• Verhaltenstherapie: (simulierte) Exposition in vitro, in vivo z. B. durch Imagination, Rollenspiel, reale Situationen • Psychoanalytische Psychotherapie: Nutzen der Übertragungsbeziehung: Identifizieren, Erlebbarmachen und Bearbeiten der »Inszenierungen«
Motivationale Klärung	• Verhaltenstherapie: Verhaltensanalyse: auslösende Situationen, begleitende Kognitionen und Emotionen erfassen Lerngeschichte des Patienten klären • Psychoanalytische Psychotherapie: Einsicht in die eigene innere Situation (Wünsche, Bedürfnisse, Konflikte) Lebensgeschichtliche Determinierung herausarbeiten
Problembewältigung	• Verhaltenstherapie: direkte und konkrete Anleitung, Unterstützung (z. B. soziales Kompetenztraining, Stressmanagement) Identifizieren und Bearbeiten ungünstiger Bewertungsmuster (z. B. kognitives Umstrukturieren) • Psychoanalytische Psychotherapie: Fördern psychischer Kompetenzen (Selbstreflexion, emotionale Selbst- und Fremdwahrnehmung, Impulssteuerung etc.) durch Spiegelung, Aufdecken von Mustern, Fokussieren auf emotionales Erleben

In der Psychotherapie mit psychotisch erlebenden Menschen können die Wirkfaktoren u. U. nicht ohne weiteres eingesetzt werden. So kann es sein, dass die Aufnahme einer Beziehung und der Aufbau eines tragfähigen therapeutischen Kontaktes von vornherein erschwert sind, weil dem Patienten jeder Kontakt mit der Umwelt und mit anderen als Risiko erscheint. Wenn im psychotischen Erleben die strukturellen Fähigkeiten im Sinne der Operationalisierten Psychodynamischen Diagnostik[74] desintegriert erscheinen, ist die Aktivierung der Ressourcen für den Betroffenen nicht oder jedenfalls im Moment der psychotischen Krise nicht möglich. Die Problemaktualisierung kann sich erübrigen oder ins Gegenteil verkehren, wenn die Konflikte und negativen Affekte zu sehr andrängen und beide Gesprächspartner, den Patienten ebenso wie den Therapeuten, überfordern, mit der Folge, dass u. U. der Rahmen der Therapie nicht mehr zu wahren ist und Regeln nicht eingehalten werden können. Wie gut gelingt überdies die motivationale Klärung, wenn die Fähigkeiten zur Selbstreflexion, zur Erinnerung oder zur narrativen Exposition der Lebensgeschichte eingeschränkt sind? Schließlich kann die Problembewältigung daran scheitern, dass die Mitarbeit in der aktiven Auseinandersetzung mit den identifizierten Problembereichen schwierig oder unmöglich wird.

Die Erweiterung der Grenzen der Psychotherapie

Der Therapeut muss nach Lösungswegen suchen. Er kann erstens die therapeutische Ebene wechseln und die psychotherapeutischen Angebote reduzieren oder temporär suspendieren, um mit anderen therapeutischen Mitteln voranzukommen. Wenn Psychotherapie aus den beispielhaft genannten Gründen nicht wirksam werden kann, wird evtl. die Psychopharmakologie eingesetzt werden müssen, um die Strukturintegration auf diesem Weg zu fördern[75]. Vielleicht aber liegt auch der

74 Arbeitskreis OPD (Hg) (2009)
75 Küchenhoff J (Hg) (2016)

Wechsel auf eine sozialpsychiatrisch ausgerichtete Hilfe nahe, sei es nun die Suche nach einer Wohnmöglichkeit, die Übernahme einer Beistandschaft oder ähnliches. Der Therapeut kann aber auch die Grenzen der Psychotherapie, die er wahrnimmt, überprüfen und sie erweitern, indem er nach anderen Wegen des Verstehens sucht. Nehmen wir erneut die fünf Wirkprinzipien, deren Gefährdung wir soeben beschrieben haben, zum Ausgangspunkt und überlegen, in welcher Art und Weise eine verstehende Haltung neue Möglichkeiten in der Psychotherapie schaffen könnte. In Bezug auf die therapeutische Beziehung könnte dies beispielsweise heißen, die Ablehnung des Kontaktes selbst als ein – freilich negatives – Beziehungsangebot anzunehmen. Wenn die Ressourcenaktivierung durch eine Desintegration des Strukturniveaus der Persönlichkeit behindert ist, so kann einerseits mit dem Patienten zusammen überlegt werden, in welcher Krisensituation sich sein Zustand verschlimmert hat, oder es kann versuchsweise sogar die Desintegration selbst als »Ichregression« verstanden werden, als ein globaler Rückzug der eigenen kognitiven oder handlungsbezogenen Leistungen. Wer das versucht, nimmt nicht von vornherein an, dass der Patient bloß dem psychotischen Geschehen ausgeliefert ist, sondern fragt danach, ob denn eine letzte, wenn auch verzweifelte Abwehrbewegung, eine Suche nach Schutz, eine dringliche Stillstellung aller Fähigkeiten in diesem Verlust der Ichfunktionen erkennbar sein könnte. Wenn die Problemaktualisierung dadurch behindert ist, dass die therapeutischen Regeln nicht eingehalten werden können, kann gleichwohl gerade diese Zerstörung des Rahmens als die momentan angebotene beste Form der Probleminszenierung angesehen und auf diese Weise positiviert werden. Die motivationale Klärung muss freilich möglicherweise aufgeschoben werden, wenn die Fähigkeit zur Selbstreflexion, zur Erinnerung, zur narrativen Exposition der Lebensgeschichte gerade nicht verfügbar ist. Eine ganz andere Weise, über die verschiedenen Symptombildungen nachzudenken, ist es schließlich, diese selbst als Formen der Problembewältigung verstehen zu lernen.

Aus diesen kurzen Andeutungen werden schon die Grundzüge eines Ansatzes sichtbar, der dadurch die Grenzen in der Psychotherapie mit psychotisch erlebenden Menschen zu verschieben und herauszuschieben trachtet, dass die Subjektivität des Patienten immer ernst genommen und nach ihr gesucht wird, auch wenn sie zunächst nicht leicht erkennbar ist. Psychotherapie dient dann nicht vornehmlich dazu, Pathologie beim Anderen auszuloten oder zu reparieren, sondern sie arbeitet besonders an einem gemeinsam geteilten Verständnis dieser Pathologie. Die Beziehung zum Anderen ernst zu nehmen bedeutet, am Erleben des Anderen – erst einmal unter Zurücknahme der eigenen Werthaltungen – teilzunehmen. Im Sinne von G. Benedettis Konzept der Positivierung wird das, was allzu leicht als »Störung« behandelt wird, als eine notwendige Reaktion oder ein Schutz oder eine Aussageform verstanden. Positivierung fahndet nach dem subjektiven Ausdruck des Leidenden, dort wo er sich äußert, ohne sich selbst vertreten zu können. Dabei ist das Subjekt nicht nur der versteckt in uns Handelnde, auf den nur hinzuweisen ist. In einem radikaleren Sinne muss manches Handeln, z. B. Selbstverletzungen, aber auch Stimmen hören, als Akt verstanden werden, der gerade dazu dient, Subjektivität erst herzustellen. Z. B. kann das psychopathologische Phänomen des Stimmenhörens dazu dienen, eine Wahrnehmung zu produzieren, zu der es auch ein wahrnehmendes Subjekt geben muss. Positivierung meint also, im Symptom, erstens einen Ausdruck verborgener Subjektivität, wie sie zwar vorhanden ist, aber nicht gelebt werden kann, zu sehen und zweitens einen Versuch der Subjektkonstituierung zu sehen. Folgende Grundsätze lassen sich dabei formulieren; frühere eigene Publikationen haben sie vertieft dargestellt.[76][77]

- Psychotische Störungen sind auch Beziehungsstörungen: Sie sind nicht ausschließlich, aber z. T. eben auch in (fehllaufenden, traumatisierenden) Beziehungen entstanden; sie manifestieren sich auf jeden Fall in der Beziehung zu anderen und wirken sich massiv auf Beziehungen aus. Diese Beziehungsperspektive ist ernst zu nehmen und zur Grundlage der therapeutischen Haltung zu machen.
- Psychotische Störungen sind nicht einfach Störungen im Sinne eines Fehlens oder eines Fehlers; sie können zugleich stören, aufrütteln, verunsichern. Natürlich sind die Störungen von u. U. hohem und langfristigem Krankheitswert. Das bedeutet aber nicht, dass die psy-

76 Küchenhoff J (2012)
77 Küchenhoff J (2015)

chotischen Produktionen nur Krankheitssymptom, nur Defizite sind. Jedes Symptom ist auf seine Restitutionsleistung hin zu befragen, so wie der Wahn nicht nur den Untergang einer (mit anderen geteilten) Welt, sondern auch den Aufgang einer neuen Weltauslegung markiert.
- Menschen mit psychotischen Störungen haben ein besonderes Verhältnis zur Welt der Sprache und der Repräsentation. Jedes Symptom ist auch Sprache oder Ansprache, allerdings in einer zu übersetzenden und zu entschlüsselnden Weise. Nicht zu übersehen ist zugleich die Schwierigkeit für die psychotisch belasteten Menschen, in der Sprache heimisch zu werden. Die Übersetzungstätigkeit des Therapeuten oder der Therapeutin richtet sich deshalb auch darauf, das nicht zur Sprache Kommende zu benennen oder es auszudrücken versuchen.

Im Folgenden sollen dazu beispielhafte Konstellationen benannt und mit Beispielen die therapeutischen Möglichkeiten herausgearbeitet werden.

Psychotherapie auf der Suche nach der Subjektivität des psychotisch erlebenden Menschen

Hören mit dem »dritten Ohr«

Zunächst braucht es auf unserer Seite die Bereitschaft, und dies gilt im Grunde für jede psychoanalytische Psychotherapie, zuzuhören, und zwar all das, was uns der andere, der leidet, zu sagen hat, aufzufassen. Dabei ist es wichtig, dass wir nicht als Symptom abwerten, was uns gesagt wird, sondern als Äußerungsform ernst nehmen und wertschätzen. In der Psychotherapie lohnt es immer, sich zu fragen, ob alle Äußerungsformen des Patienten, vergleichbar dem Hören auf die freien Assoziationen in der psychoanalytischen Kur, auf die therapeutische Beziehung und das gemeinsame Gespräch bezogen werden können. Dann gilt als Grundsatz: Das, was mir vom anderen vermittelt wird, über Worte oder Handlungen, hat immer auch einen Bezug zu mir als Therapeuten, ist auch immer zu mir gesprochen. In der Begegnung mit psychotisch erlebenden Menschen ist der Umfang dessen, was ich als Ausdrucksform im Bezug zur therapeutischen Beziehung würdige, ungleich weiter zu fassen als in der klassischen Kur. Auch das Verhalten, nicht nur Worte gehören dazu, etwa eine im Gespräch scheinbar urplötzlich und unmotiviert intensivierte Zerfahrenheit in der Gedankenäußerung, ein völliger Rückzug, Schilderungen des Wahnerlebens, Körperhaltung etc. sind von Belang. So hören wir, wie Theodor Reik es gesagt hat, auch in der Psychosentherapie »mit dem dritten Ohr«[78]. Ein Ratschlag in der Psychosen-Psychotherapie bietet sich an: Mehr als bei den »besser strukturierten« Patienten ist der psychotisch Erlebende angewiesen auf die, aber in viel größerem Ausmaß auch ausgeliefert der Situation des Hier und Jetzt. Daher lohnt es, versuchsweise die Äußerungen, und gerade die erst einmal unverständlichen, auf die Interpersonalität des aktuellen Gesprächs zu beziehen. Zugleich wird so das Verständnis für die Symptome dynamisiert, sie werden nicht als Zeichen eines Zustands, sondern als situativ gebildete Ausdrucksformen gewürdigt. Ein Grundproblem psychotischen Erlebens ist es, die Grenze zwischen dem Selbst und dem Anderen wahren oder immer neu einziehen zu können. Dies gilt auch für die therapeutische Situation, so dass ein großer Teil der Aufmerksamkeit psychotisch erlebender Menschen auf die Regulierung der Gesprächssituation und Interaktion ausgerichtet ist und sein muss – aber nicht, um die ausgetauschten Worte zu kontrollieren, sondern um die »Zwischenleiblichkeit« in den Griff zu bekommen, also das sich vor allen verbalen Äußerungen sogleich und immer ereignende Gespräch zwischen Leib und Leib zu kontrollieren, die leiblich vermittelte Spontaneität, die so viel mehr emotional aufgeladen ist als viele Austauschvorgänge von Worten und der man deshalb auch ausgeliefert ist (zum Begriff der »Zwischenleiblichkeit« vgl. eigene Vorarbeiten[79]).

78 Reik T (1976 [1948])
79 Küchenhoff J (2012)

Beispiel: Hören auf die Wahninhalte

Auch wenn die Triebpsychologie nicht mehr als umfassender Erklärungsansatz taugt, so ist es doch, gerade bei den Menschen, die chronische Wahnformen entwickeln, ohne dass ihr Denken und ihre kommunikative Fähigkeit wesentlich beeinträchtigt wären, wichtig, nach den nicht gelebten Bereichen von Sexualität und Aggressivität zu suchen, die sich in den Wahninhalten nur verdreht und projiziert äußern können. Dazu ein klinisches Beispiel.

Eine Frau im mittleren Lebensalter leidet an einer paranoiden Symptomatik, die sich auf ihren Ehemann bezieht. Sie lebt mit dem tyrannischen Partner seit Jahrzehnten zusammen. Sie kann sich ihm gegenüber nicht behaupten. Sie schluckt hinunter, was sie ihm gern entgegenschleudern möchte. Etwa alle zwei Jahre mobilisiert sie einen wiederkehrenden Wahn. Dann ist sie überzeugt davon, dass der Ehemann ihr nach dem Leben trachtet; er hat sich mit einem Kumpanen verbündet, sie hört ihren Gesprächen zu, die Andeutungen, ja Absprachen enthalten, die zum Ziel haben, sie zu beseitigen.

Was bringt das labile Gleichgewicht immer neu durcheinander? Auslösend wirken nicht traumatische, sondern im Gegenteil hoffnungsfrohe Momente. Wenn sie Nähe spüren möchte, sexuelle Wünsche entwickelt, kommt sie mit diesen nicht zurecht. Auf wen sollte sie die Wünsche richten? Auf ihren Mann? Dann geraten sie in einen nicht vermittelbaren Widerspruch zu den Hassgefühlen, die sie wegen seiner Dominanz über Jahrzehnte angesammelt hat. Auf einen anderen Mann? Davor schützt sie das innere Arbeitsmodell der unterwürfigen Frau, das Tabu, das über ihrer Selbstentfaltung liegt. – Was hilft ihr in der Therapie? Sie lässt sich durchaus ein auf die deutende vorsichtige Entfaltung dieser Zusammenhänge im Gespräch, sie meint, dass ich recht haben könnte – aber sie stellt sogleich klar, dass die Realität unumstößlich sei. Ich habe sie erreicht, und zugleich weist sie mich zurück, sie braucht die Wahngewissheit, weil die Erkenntnis der eigenen Wünsche sie völlig überfordert.

Aber da ist eine Mitpatientin, die an den Folgen einer schwerwiegenden körperlichen Systemerkrankung und einer schweren Depression leidet und mit der sie sich solidarisiert; mit ihr lebt sie auf, da spielt der Wahn gar keine Rolle mehr, er verliert sich. Die Mitpatientin ringt um ihre durch die Krankheit beschnittene Weiblichkeit, und im Austausch mit ihr befasst sich die Patientin mit ihrem Identitätsgefühl als Frau, ohne die eigenen Möglichkeiten zu überspannen.

Beispiel: Hören auf die Sprache in den Worten

Wenn es richtig ist, dass die Sprache der Kranken nicht nur einfach Anzeichen der Fragmentierung enthält, sondern auch ein Ort sein kann, in dem sich die Subjektivität, ein Stück der zu schützenden persönlichen Eigenheitssphäre verbirgt, wie dies im ersten Teil angedeutet wurde, so gilt es, in einer besonderen Weise zuzuhören, was uns die Patienten sagen können. Da die eigenen Resonanzräume, die eigenen assoziativen Möglichkeiten des Kranken so eingeschränkt sind, muss der Therapeut umso mehr Phantasieräume zur Verfügung stellen. Weil die Repräsentationen kaum vernetzt sind in einer der willkürlichen Verfügung des Kranken unterstellten Struktur, muss das Wiederanknüpfen von psychischen Verbindungen im Therapeuten entstehen. Es folgt wiederum ein klinisches Beispiel.

Herr X leidet seit über 30 Jahren an einer chronischen Schizophrenie, er hat zugleich ein schweres Herzleiden, das Herr X aber ignoriert und das unbehandelt bleibt. Er spricht fast nie, und wenn, dann betont er, dass er völlig gesund sei. Er lebt zurückgezogen, kann seit fast 30 Jahren seinem Beruf, dem eines Chemikers, nicht mehr nachgehen. Der Kontakt mit ihm ist anstrengend, weil Herr X gar nicht kommunizieren will. Wenn er mit mir spricht, passen seine Worte haargenau in das – schlechte – Schema eines Dialogs zwischen einem Anstaltspsychiater und einem chronischen Patienten. Als ich ihm das sage, schaut er mich an: Er schaut immer nur dann auf, wenn er überhaupt in Kommunikation treten mag. Das macht es auch wieder leicht, weil immer offensichtlich wird, wann er sich denn überhaupt auf ein Gegenüber einlassen kann oder will. Er bestätigt meine Aussage insofern, als er mir entgegenschleudert, dass sich in dem Gespräch seit 25 Jahren nichts verändert habe (ich kenne ihn nicht), alles sei immer das Gleiche und daher überflüssig angesichts der wirklich wichtigen und entscheidenden Dramen in der Welt. Er deutet seine kosmologischen Untergangsphantasien an, die ausführlich in der KG als Wahnsystem beschrieben und mir bekannt sind. Ich sage ihm daraufhin, dass er mir aber genau das und nur das, also nichts Neues berichten wolle. Daraufhin schaut er mich wieder kurz an und berichtet etwas Neues, nämlich dass er sich schon längst im Zustand der Auflösung befinde; weil die Augenlinsen sich auflösten, sehe er nicht mehr richtig, nur Bläschen. Da der ganze Körper von diesen Bläschen durchwirkt sei, weil er gar kein Fleisch mehr habe, sei er ohnehin schon nicht mehr am Leben, ich solle ihn daher in Ruhe lassen. Ich frage nach den Bläschen, die er als CO_2 -Bläschen beschreibt. Herr X ist Chemiker; mit dem Wort Bläschen teilt er mir mit, dass er sehr wohl realisiert, dass sich in seinem Körper aufgrund der Herzinsuffizienz zu viel CO_2 ansammelt und dass die Herzerkrankung lebensbedrohlich ist. Er teilt mir aber auch mit, dass er nicht am Leben sein möchte, dass sich das Leben, das er seit vielen Jahren führt, kaum lohnt. Jedenfalls höre ich das aus den Schilderungen der bläschenhaften Auflösung des Körpers heraus. Ich teile ihm mit, was ich höre – und wieder schaut er mich an, sagt dazu nur, dass es wichtig sei, die Gedanken zusammenzuhalten und wichtige Gedanken zu denken, nicht die täglichen Nichtigkeiten, dass er deshalb das Gespräch abzuschließen gedenke. Zum ersten Mal reicht er mir die Hand.

Hören mit dem »vierten Ohr«: Produktive Negativität

Was negativ erscheint oder als negativ bewertet wird, kann sich als destruktiv, aber durchaus auch als produktiv erweisen. Klinisch ist es wichtig, beide Möglichkeiten in Betracht zu ziehen. Dabei ist die Produktivität oder Destruktivität von negativen Phänomenen nicht oder nicht nur eine Eigenschaft der Phänomene selbst, sondern auch eine Frage der Perspektive und der Bewertung.

Was für den Patienten subjektiv eine Beraubung z. B. von Fähigkeiten sein mag oder was vom Leidenden selbst gar nicht als Leid wahrgenommen oder reflektierend in Frage gestellt werden kann, wie z. B. ein schizophrenes Residuum, mag für den Anderen, den Therapeuten, ein ganz anderes Gewicht erhalten. Es ist möglich, dass der Therapeut in einem scheinbar offensichtlichen Defekt überhaupt so etwas wie eine Negation, ein »Nein-Sagen« zu vernehmen vermag. In einem destruktiven Akt kann er einen Sinn, der produktiv ist, entdecken. Besonders wichtig und hilfreich kann es sein, in einem negativen Phänomen, das nur Verlust anzuzeigen scheint, auch ein »Nein«, einen Widerspruch etc. zu hören. Wir müssen freilich den Horizont erweitern und nicht nur mit einem dritten Ohr hören, also dem Hörgerät, das seit Theodor Reik ins Unbewusste hineinzuhören erlaubt, sondern gleichsam mit einem vierten Ohr, das es uns ermöglicht, in den Bereich der Negativität vorzudringen, mit einem vierten Ohr, das auf das zu hören erlaubt, das nicht mehr aus Tönen besteht, sondern aus Schweigen, aus Stille, aus der Abwesenheit eines Lautes; mit anderen Worten: das auch die Abschottung und sogar die Zerstörung von Erfahrung als Darstellung, als Repräsentation versteht und das Repräsentation nicht mehr auf den Einzelnen beschränkt, sondern als intersubjektiven Prozess ernst nimmt.

Das schizophrene sog. »Residuum« kann als Beispiel dienen. Es mag erst einmal kontraintuitiv erscheinen, wenn die Reduktion der gedanklichen Vielfalt und der Initiative eines schizophrenen Patienten auch als produktive Negativität angesehen werden kann. Aber es gibt gute Anzeichen dafür, die die Hypothese stützen. Dies ist vor allem dann der Fall, wenn der Kranke in einer Beziehungswelt aufgewachsen war, in der keine Grenzen gewahrt wurden, wo jeder scheinbar alles vom anderen wissen konnte oder auch erwarten oder verlangen konnte, wo es also keine Geheimnisse oder eigene Erlebensräume gab. Diese Grenzenlosigkeit hatte in erschreckender Weise zur Folge, dass jeder nur für den anderen da war und da sein musste. Nun kann der Verlust der Phantasie, die Verwerfung vieler Gedanken wie ein Schutzschild erscheinen, wie ein Wall, der als Grenze der Sprachlosigkeit errichtet worden ist, und zwar dort, wo andere Abgrenzungen versagt hatten oder niemals angelegt zu sein schienen. Dazu das Protokoll eines Erstgesprächs.

Ein besorgter Vater meldet seinen 25 Jahre alten Sohn zur Konsultation an; ich erhalte – mit Einverständnis des Sohns – den Vorbefund eines Kollegen, der eine beginnende Schizophrenie diagnostiziert hat. Die Eltern kommen mit dem Patienten. Dieser ist freundlich, hat aber kein Anliegen, er leidet nicht. Er bestätigt, dass er seit zwei Jahren, kurz vor dem möglichen Ende seines Studiums, nicht mehr zur Uni gegangen ist, dass er auch zu Hause nichts tut, sondern im Bett liegt. Die Sorgen ebenso wie die Behandlungsmotivation liegen ganz bei den Eltern, so scheint es. Aber sie entstehen auch in mir; im dem Familiengespräch folgenden Erstgespräch allein mit dem Sohn rührt er mich sehr an, ich empfinde ein starkes Mitgefühl mit dem jungen Mann. Die Eltern hatten viel über ihn gesprochen, aber auffallend wenig über sich selbst. Sie hatten die Fragen nach ihrer eigenen Ehe abgewehrt.

Als der Patient und ich nun etwas ratlos im Gespräch zusammensitzen, frage ich ihn, ob mein Wunsch, ihn zu unterstützen, auch ein Wunsch sei, der ihn selbst bewegen könnte, aber nicht bewegen dürfe. Zu meiner eigenen Überraschung versteht er mich: Er bekommt Tränen in die Augen. Ich frage ihn nach den Anfängen seiner Beschwerden: Er habe nach dem Abitur schon eine Krise gehabt. Auf mein Nachfragen hin erwähnt er, dass er befürchte, die Familie verliere sich. Während der Schulzeit habe er den Spitznamen »Familienseelsorger« gehabt. Bei ihm haben sich die Mutter und der Vater – getrennt voneinander – ausgesprochen. Er war das Sprachorgan einer sprachlosen Welt, der Container aller Emotionen in der Familie. Es blieb kein Platz mehr für eine eigenständige Entwicklung. An ihre Stelle tritt ein allzu fertiges Größenselbst: »Ich bin der Retter meiner Eltern«. Und doch fühlt sich der Patient herausgefordert, erwachsen und selbständig zu werden. Aber dieser Wunsch nach einem eigenen Weg ist so viel schwacher als der Wunsch, Container der verleugneten elterlichen Emotionen zu sein. Die psychotische Negativsymptomatik erscheint als verzweifelte Kompromissbildung; es ist, als sagte er damit: »Ich bleibe den Eltern erhalten, ich bin nur noch bei ihnen«, aber auch: »Ich ziehe mich von den Eltern zurück und bin für sie, wie für alle anderen, unerreichbar.«

Indem ich im Erstgespräch versucht habe, dem Patienten das vollständig projizierte Gefühl der Fürsorglichkeit und der Angst um andere zurückzugeben, war es ihm möglich, ein eigenes Leid erstmals zuzulassen. Es ist der allererste Schritt, dem weitere folgen müssen, die es erlauben, das Selbst aus dem Geflecht von Projektionen und

Introjektionen zu lösen und damit die Frage nach einem eigenen Selbst überhaupt erst einmal zu stellen.

Bewahren und Erinnern (Archivar sein)

Wir befassen uns mit den Grenzen der Psychotherapie, wobei ich immer wieder betone, dass es lohnt sie hinauszuschieben und den Bereich des Verstehens zu erweitern. Natürlich gelingt das sehr oft nicht, oder es gelingt nicht einfach und sofort. Daher braucht der Therapeut Geduld, um das, was er hört oder sieht, in sich aufzunehmen, auch wenn er es noch nicht verstehen und einordnen kann. Er muss gleichsam ein Archiv anlegen, in das viele Erfahrungen eingebracht werden, die aber noch nicht ihren Platz finden können, aber gleichwohl später wichtig werden können. Ein Archiv ist ein Ort, der Fundstücke oder Materialien konserviert, nicht allein die bereits be- und aufgearbeiteten Zeugnisse der Vergangenheit. So lassen die Aussagen, die unsere Patienten sprachlich benutzen oder die sie leibhaftig inszenieren, den Therapeuten lange ratlos, um irgendwann doch Sinn zu machen. Die biographischen Bedingungen, die die Bilder in der psychotischen Sprache verständlich machen, werden oft erst nach langem Suchen klar. Oft müssen wir uns lange Zeit nur merken, was der psychotisch erlebende Mensch uns mitteilt, auch wenn wir noch nirgendwo einen Anhalt für die Einordnung des Gehörten finden. Auch hierzu ein klinisches Beispiel.

Frau G. kommt wegen einer paranoiden Schizophrenie in die Klinik. Sie spricht in den ersten Gesprächen geordnet mit mir. Als ich wegen einer temporären Baumaßnahme das Zimmer mit einem anderen vertauschen muss, wird sie im ersten Gespräch in den neuen Räumlichkeiten nach wenigen Minuten inkohärent, diese Auflösung der Gedanken wiederholt sich in den folgenden Gesprächen und es dauert recht lange in der Therapie, bis ich den mir zunächst völlig unklaren Zusammenhang verstehen kann. Die bloße Feststellung einer Verschlechterung des Gesundheitszustandes der Patientin freilich geht völlig an dem Erleben der Patientin vorbei. Sie hat sich nicht einfach überall und immer verschlechtert, vielmehr entwickelt sie Halluzinationen und eine Sprachverwirrung immer dann, wenn sie zu mir in den ungewohnten Raum eintritt. Noch viel länger dauert es, bis wir herausfinden, dass der dort ausgelegte orientalische Webteppich etwas in ihr auslöst, eine Reminiszenz ans Arbeitszimmer der Mutter, in das sie gegangen ist, um sich strafen und züchtigen zu lassen. Mein Zimmer ist nun nicht mehr Schutzraum, sondern Ort von Qualen, der Teppich löst Bilder aus und mobilisiert Erfahrungsfragmente, die sich in dem Moment nicht integrieren lassen, die aber doch eine Form der Erinnerung darstellen, die Frau X mit mir teilt und die es uns erlauben, die biographische Arbeit zu vertiefen.

Der Aufbau von Triangulierungen

Ein trianguläres Verhältnis setzen wir in jeder Psychoanalyse voraus. In der psychoanalytischen Konzeption der therapeutischen Praxis wird von therapeutischer Ich-Spaltung gesprochen, die beide, der Analysand auf der Couch und der Therapeut hinter der Couch, leisten müssen, um einerseits sich auf Erlebnisse im Rahmen der Übertragung und Gegenübertragung einlassen zu können, sich andererseits aber auch wieder reflektierend von ihnen entfernen zu können. Im psychotischen Erleben aber ist diese Struktur nicht voraussetzbar. Jacques Lacan hat in seiner bemerkenswerten Konzeption der psychotischen Struktur dargelegt, dass in dem psychotischen Erleben die Differenz, der Abstand zwischen dem Imaginären, dem Symbolischen und dem Realen, das Spannungsverhältnis zwischen den drei Größen, wegfällt. Wenn dies aber geschieht, wenn dadurch z. B. das imaginäre Objekt zur Welt wird, dann fehlt jede Relativierung, im Guten wie im Schlechten, die Selbst- und Objektvorstellung entgrenzen sich. Die Folgen für die Therapie sind gravierend. Was der Analytiker sagt, wird also vom Patienten nicht verstanden als ein Versuch, in den Äußerungen, die imaginär bleiben, einen Sinn und eine Struktur und ein Drittes einzuführen, sondern notgedrungen als Machtkampf. Das Wort ist da nicht Deutung, sondern Projektil oder Übergriff oder narzisstische Aufblähung, was auch immer. Die Konsequenz daraus ist, dass der Therapeut sich als jemand, der eine therapeutisch deutende

Funktion übernimmt, immer neu situieren muss. Seine Position, einen kreativen Raum für die Sinnsuche zu eröffnen, bleibt immer prekär. Seine Präsenz kann dadurch als übermächtig erlebt werden, wenn er etwas sagt, er kann im Schweigen aber als ablehnend und feindlich oder als verschwunden erlebt werden. Von Stavros Mentzos wurde als psychotisches Grunddilemma der Verlust des Selbst durch Fusion mit dem Objekt oder durch eine Objektlosigkeit, indem man nicht mehr gesehen wird, beschrieben[80]. Gaetano Benedetti beschreibt mit anderen Worten eine ähnliche Grunderfahrung: »Dieses Selbst (das psychotische Erleben im Menschen) kann deshalb nicht anders als jede Form von Beziehung zu fürchten, auch wenn aus ihr die einzige Möglichkeit zu Existenz resultiert. Ich kenne im menschlichen Leben kein tragischeres Dilemma als dieses.«[81] Dieses Dilemma prägt, wie jede andere, auch die therapeutische Beziehung. Der denkende und deutende Therapeut kann also für den Patienten zu einem Risiko werden. Es gilt möglicherweise in besonderer Weise, wenn die Deutung gleichsam – und ich wähle die Formulierung bewusst – ins Schwarze trifft. Dieses Bild entstammt dem Scheibenschießen, und so wird es vielleicht auch erlebt, wenn das Symptom durch Deutung in Frage gestellt wird, so kann es sein, dass der Abstand, den das Symptom wahrt, weggenommen oder »geraubt« wird. Vielleicht ist auch im Symptom alle Widerständigkeit, alle Subjektivität des Patienten verdichtet, dann wird die Deutung als ein Angriff gegen das Selbst verstanden. Außerdem kann sie, gerade wenn sie empathisch auf den Patienten eingeht, eine Nähe herstellen, deren der Patient sich nicht gewachsen fühlt und gegen die er dann notgedrungen noch mehr Widerstand aktivieren muss.

Kasuistische Vignette

Frau R. hat einen malignen Tumor. Die Ärzte sind in Sorge und wollen sie dazu bringen, den Tumor behandeln zu lassen. Frau R. entwickelt gegen diese »Hilfestellungen« eine unbedingte und wahnhafte Haltung, dass jede Hilfe unsinnig sei, dass sie nicht krank sei, sie sei

80 Mentzos S (2007), S. 217f

81 Benedetti G (1983), S. 190

vielmehr der Spross königlicher Eltern und habe eine riesengroße Macht. Die Zeit verstreicht, die Gefährdung durch den Tumor wird größer und die Haltung der Therapeuten und Ärzte energischer und drängend fürsorglicher. Sie haben damit keinen Erfolg. Erst als Frau R. diese reale Beeinflussung ein wenig abschütteln kann, weil die behandelnden Therapeuten aufgeben, kann sie erwägen, sich überhaupt an diagnostischen und therapeutischen Maßnahmen weiterhin zu beteiligen. Der Wahn stellt sich nicht einfach gegen die objektive Gegebenheit der malignen Erkrankung. Er wird vielmehr mobilisiert gegen die allzu engagierten und daher eindringenden Objekte. Nicht der Tumor ist unmittelbar das Problem der Patientin, sondern die Abgrenzung. Sie kann dann erst wieder über das Malignom in irgendeiner Weise nachdenken, wenn sie ihren Standpunkt gegenüber den intrusiven Objekten gefunden hat.

Sehr schwer – und der Fall von Frau R. zeigt es in besonderer Schärfe – kann es uns als Therapeuten fallen, die Heilungsabsicht, die Suche nach einer Besserung zu relativieren und selbstreflexiv zurückzunehmen. Psychotisches Erleben ist in den »Todeslandschaften der Seele« situiert, wie Benedetti schreibt. Es drückt die »negative Existenz« aus, in der der psychotisch erlebende Mensch sich befindet. Das Leiden darin ist u. U. enorm groß. Dem Wunsch, oft materialisiert in der Erwartung gegenüber der psychopharmakologischen Behandlung, es möge sich schnell glätten und beruhigen, also dem Wunsch, das Symptom zu beseitigen, muss sich der Respekt gegenüber dem Symptom als einen Rückzugsort des Subjektes gegenüberstellen. Solange die Person des Kranken vor allem im Symptom ihre Wahrheit verdichtet, wird es nicht sinnvoll sein, das Symptom zu beseitigen, in welcher Form auch immer, weil die Subjektivität dadurch beschädigt würde. So gehört es zur psychoanalytischen Haltung in der Psychosentherapie, zwischen therapeutischem Engagement und Respekt vor der in der Krankheit aufscheinenden, nicht anders zu vermittelnden Subjektivität eine Balance zu finden, eine Balance zwischen Heilen und Lassen.

Abschließende Bemerkungen

Für die psychoanalytische Haltung der Psychosentherapie ergibt sich daraus nicht eine neue Faustregel, aber doch die Aufforderung, die existenziellen Dilemmata des psychotisch erlebenden Menschen stets im Bewusstsein zu bewahren und das Gleichgewicht von »Respekt und Engagement«[82] immer neu herzustellen, also auf der einen Seite dem psychotisch erlebenden Menschen so nahe zu kommen im Verstehen, wie es möglich ist, und ihm eine Beziehung anzubieten, auf der anderen Seite aber auch zu berücksichtigen, dass gerade dieses Beziehungsangebot selbst zu einer Gefahr und einem hohen Risiko werden kann.

Rücksicht ist die Grundlage aller therapeutischen Arbeit mit psychotisch kranken Menschen. Respekt meint zunächst Anerkennung der Verborgenheit, der Selbst- und Fremdverborgenheit der psychotischen Subjektivität. In jeder Phase der Behandlung, auch bei der Formulierung von Deutungen sind immer die Grenzen zu respektieren, die der Kranke in irgendeiner Form aufgebaut hat. Das, was der Therapeut an eigenen Gedanken dem Patienten zur Verfügung stellt, muss aber gerade dann, wenn er Worte und Symbole ergänzt, wenn er versucht, die Welt der inneren Bilder und Repräsentationen zu erweitern oder zusammenzufügen, tentativ, tastend, auslotend vorgetragen werden, als Angebote in einem Möglichkeitsraum, ja auch als Spiel.

Respekt meint schließlich auch, den Abwertungen entgegenzuarbeiten, die sich so schnell einstellen, vor denen niemand gefeit ist, und von denen die psychiatrische Fachsprache oder zumindest der Alltagsslang voll ist.

Die Rücksicht muss sich mit dem emotionalen Engagement der Therapeutin oder des Therapeuten verbinden. Gerade die psychoanalytische Therapie lebt davon, dass der Therapeut nicht nur sein Denken und Wissen, sondern seine unbewusste Rezeptivität und Resonanz einsetzt – das bedeutet aber auch, dass er seine Leidenschaft, seine Bereitschaft, sich emotional zu involvieren, seine eigene Affektivität dem Patienten zur Verfügung stellt.

82 Küchenhoff J et al. (2017)

Zumindest in jeder psychoanalytischen Therapie gilt, dass die Aufmerksamkeit des Therapeuten sich auf alle Aspekte der therapeutischen Beziehung zu richten hat. Das gilt gleichermaßen für die Psychosentherapie, ist dort aber besonders schwer zu realisieren. Wenn der Therapeut ein Gespür entwickeln will, was für die Persönlichkeit des Kranken hier und jetzt, im konkreten Moment der therapeutischen Begegnung zentral ist, kann er nicht von vornherein wissen, ob er seiner Gegenübertragung vertrauen kann, ob es die Worte des Patienten sind, die ihm auffallen, ob das Subjekt sich nicht im Sprechen, sondern im Handeln anzeigt, ob es darum geht, die Symptome selbst als seine Garanten aufzufassen usw. Er muss in einem oft ungesicherten, unübersichtlichen Rahmen so offen wie möglich bleiben.

Das aber verlangt Freiräume, Spielräume, Denk- und Erlebensfreiräume, die ja in der Behandlung gerade nicht garantiert sind, weil diese unter Zeitdruck, als Akut- und Notfalltherapie, meist in einem unklaren Setting, an dem viele Personen mitwirken, stattfinden wird. Anders gesagt: Psychodynamische Therapie der Psychosen wird zu einem privilegierten und daher kaum realisierten Sonderfall, wenn sie allein dem ordentlichen Setting, dem gut definierten therapeutischen Rahmen vorbehalten bleibt, der allein es gestattet, eine psychodynamische Therapie durchzuführen. So wichtig es ist, sich die sehr komplexen Elemente vor Augen zu halten, die eine psychodynamische Therapie ausmachen, so lähmend wirkt sich der Anspruch aus, alle realisieren zu müssen, bevor die Arbeit anfängt. Umso mehr müssen »belüftete Räume« immer neu hergestellt werden, damit der Therapeut seine Gedanken, Phantasien und Gegenübertragungen belüften und beflügeln kann. Diese »belüfteten Räume« sind auch immer Zeiten des Innehaltens und des Atemholens. Belüftete Räume, Zeiten des Durchatmens – wenn sie nicht im Behandlungsrahmen garantiert sind, müssen sie umso mehr in der ungehinderten Reflexionsarbeit der Supervision eröffnet werden. Sie ist in dieser therapeutischen Arbeit unverzichtbar.

4. Vorlesung
Die Grenzen der therapeutischen Beziehungsfähigkeit

Ralf T. Vogel

Die Zentralität der therapeutischen Beziehung

Trotz einiger kritischer Einwände gilt innerhalb der psychotherapeutischen Praxis wie in der Psychotherapieforschung die Erkenntnis, dass die therapeutische Beziehung einer der wichtigsten, wenn nicht gar der bedeutendste Wirkfaktor von Psychotherapie überhaupt ist[83]. V. a. die aktuelle psychotherapeutische Prozessforschung, die international die dominierende Ergebnisforschung mehr und mehr abzulösen scheint, weist auf diesen Sachverhalt hin. Schulübergreifend werden inzwischen die bei den modernen psychoanalytischen Basistheorien (Objektbeziehungstheorie, Selbstpsychologie, Intersubjektivitätstheorie, Mentalisierungstheorie und Bindungstheorie) dargestellten entwicklungsfördernden Funktionen und Aufgaben der therapeutischen Beziehung, die eine bloß funktionale Sicht einer therapeutischen »Arbeitsbeziehung« ergänzen und ersetzen, anerkannt. Dabei ist die therapeutische Beziehung heute umfassend bestimmt und bezieht neben dem Verbalen und dem Visuellen auch die Begegnung auf der Ebene aller anderen Sinnesmodalitäten, wie olfaktorisch, auditiv oder haptisch im Sinne der Beachtung gegenseitiger Körperresonanzen mit ein[84].

Die Arbeitsgruppe um den US-amerikanischen Psychotherapieforscher David Orlinski listet anlässlich einer vielbeachteten Metaanalyse folgende Prozessmerkmale auf, die eine erfolgreiche Therapie ausmachen, und weist der Therapiebeziehung darin eine prominente Stellung zu[85]:

83 z. B. Lambert M & Barley DE (2001)
84 Schuler P & Vogelsang M (2018)
85 Orlinski DE et al. (1994)

- Qualität der Therapiebeziehung,
- Kompetenz des Therapeuten,
- Kooperation des Patienten (Compliance),
- Veränderungsoffenheit des Patienten,
- Behandlungsdauer.

Bei dieser allenthalben anzutreffenden Wertschätzung der therapeutischen Beziehung wird oft das psychotherapeutische Beziehungsdilemma vernachlässigt, das da heißt: Psychotherapie will Beziehungsfähigkeit herstellen oder verbessern und benötigt dazu aber einen (zumindest rudimentär) (positiv) beziehungsfähigen Patienten (und natürlich Therapeuten).

Die Beziehungsgrenzen der Beteiligten

Als Beziehungsgrenzen haben wir also einerseits zu blicken auf Grenzen der Beziehungsfähigkeit des Therapeuten (situativ, patientenbezogen oder habituell) sowie die Grenzen der Beziehungsfähigkeit des Patienten (situativ, therapeutenbezogen oder habituell/diagnosespezifisch). Auf sie soll im Folgenden genauer eingegangen werden.

Die Grenzen des Patienten

Die Grenzen der Beziehungsfähigkeit des Patienten werden diagnosespezifisch heute v. a. von dem nach wie vor weltweit einflussreichen Otto F. Kernberg[86] formuliert, der vorschlägt, das Ausmaß an Antisozialität als Kriterium für die Beziehungs- und damit Therapiefähigkeit des Patienten heranzuziehen. V. a. der sog. »Maligne Narzissmus«, bestimmt durch eine Narzisstische Persönlichkeitsstörung, antisoziales Verhalten, ich-syntone Aggression oder Sadismus und ausgeprägte paranoide Haltung, so-

86 z. B. Kernberg OF (1996)

wie die sog. »Antisoziale Persönlichkeit«, charakterisiert durch vorherrschenden Hass und fehlende moralische Wertvorstellungen, werden als nicht ausreichend beziehungsfähig genannt. Kernberg[87] formuliert folgendes Kontinuum antisozialen Verhaltens (▶ Abb. 4.1).

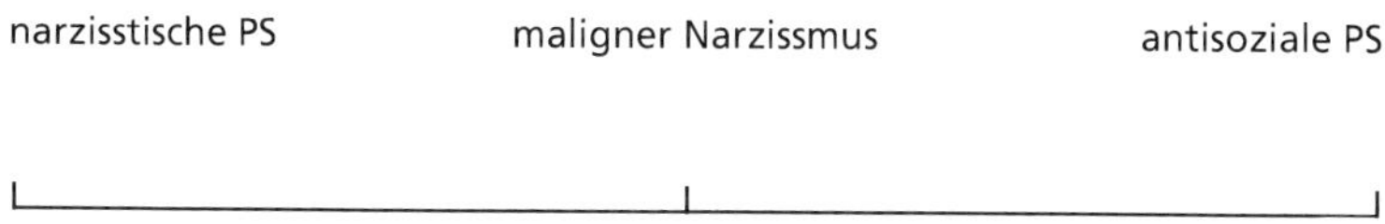

Abb. 4.1: Narzisstisches Kontinuum

Deutlich wird bei der genaueren Betrachtung dieses doch recht defizitorientierten objektbeziehungstheoretischen Ansatzes, dass es sich hierbei eben auch um ein Kontinuum der Beziehungsstörung handelt. Je weniger der Patient den Therapeuten als autonome Person mit eigenen Charakterzügen und Bedürfnissen erkennen kann (heute auch: je weniger er ihn »mentalisieren«, ein inneres Abbild von ihm aufrichten kann), desto weniger erfolgreich ist die Aussicht auf eine gelingende Therapie. In der psychotherapeutischen Praxis ist diese Heuristik sicher sinnvoll, um die jeweilige Indikation für eine Psychotherapie zu überlegen. Aufgepasst werden muss hier allerdings auf die Gefahr eines Rückfalls in die längst überwunden geglaubte »Einpersonenpsychologie« der therapeutischen Beziehung, die therapeutische Beziehungsstörungen ausschließlich als vom Patienten gemacht auffasst und die in jeder Beziehungskonstellation auffindbare interpersonelle Dynamik vernachlässigt.

Welche Hinweise gibt uns die empirische Forschung? Die großen Überblicksstudien sowohl die Einzel- als auch die Gruppentherapie betreffend ergaben kein einzeln bestimmbares Patientenmerkmal, auf das eine sichere Behandlungsprognose gestützt werden könnte[88]. Dies gilt wohl für sehr viele grundlegende Persönlichkeitsparameter wie Alter, Geschlecht, Bildung etc. Gleichzeitig erwies sich das nahe am psychoanalytischen Übertragungs-Gegenübertragungskonzept anzusiedelnde thera-

87 ebd.
88 Eckert J (1996)

peutische Arbeitsbündnis (Allianz) robust als eng mit dem Therapieerfolg korreliert. Der Terminus »Arbeitsbündnis« wird in der Literatur uneinheitlich definiert und meint eine emotional-kognitiv-handlungsbezogene Mischkategorie, die mit Begriffen wie Bindung oder Kollaboration Überschneidungen aufweist und sich dabei auf eine Zielausrichtung, ein »Arbeitsziel« bezieht.

Die Fähigkeit, ein Arbeitsbündnis zu schließen, äußert sich in der therapeutischen Situation, ist aber doch eher ein grundsätzliches Thema, das durchaus auch mit der Diagnose oder dem Schweregrad der psychischen Beeinträchtigung (psychoanalytisch: der Struktur) des Patienten zusammenhängt, ebenso wie mit der jeweils unterschiedlichen Ausprägung dieser Kompetenz beim Therapeuten (s. u.). Daneben finden wir situative Beziehungsschwierigkeiten des Patienten, die sich folgendermaßen aufzählen lassen:

- Ein übermäßiger Übertragungsdruck verhindert eine auch rudimentäre Beziehungsaufnahme.
- Außertherapeutische Bedingungen verhindern eine auch rudimentäre Beziehungsaufnahme.
- Situative (Real-)Angst.

Vielversprechende Lösungsversuche der Beziehungsschwierigkeiten des Patienten finden wir v. a. in final-prospektiven sowie intersubjektiven Sichtweisen:

Die finalitätsorientierte Sicht der Symptomatik und in unserem Zusammenhang auch der therapeutischen Beziehungsprobleme geht von einem »Zwecksinn« derselben aus. C G Jung[89] schreibt dazu: »... es gibt keine wirklich lebendigen Dinge, die nicht irgendeinen Zwecksinn hätten, die, mit anderen Worten, erklärt wären, wenn man sie als bloße Überlebsel gewisser früherer Tatsachen dargestellt hat«. Das Finalitätsprinzip ergänzt bzw. ersetzt das Kausalitätsprinzip, »Die Neurose ist final orientiert« meint Jung sich auf Alfred Adler beziehend[90] und weiter »Der Außenstehende begnügt sich mit einer relativen Sättigung seines

89 Jung CG (1934), GW 7, § 214
90 Jung CG (1942), GW 7, § 54

Kausalitätsbedürfnisses; es genügt ihm zu wissen, woher die Sache kommt, denn er fühlt ja nicht die Forderung, die für den anderen in der Depression liegt. Der Betreffende möchte nämlich viel weniger die Frage des Woher als die des Wozu oder die Frage der Abhilfe behandelt haben«[91] Die dazugehörige Frage wäre: Welche (Beziehungs-) Botschaft liegt im aktuellen Beziehungsproblem des Patienten im Hinblick auf seine (kurz-, aber auch langfristigen) Ziele und sein Werden?

Die Grenzen im therapeutischen Paar

Demgegenüber weist die intersubjektivitätsorientierte Sicht der Beziehungsschwierigkeiten darauf hin, dass bei genauer Betrachtung nicht per se der Patient Beziehungsprobleme bzw. -grenzen mitbringt, sondern diese dem jeweiligen »therapeutischen Paar« zugeordnet werden müssen: »Tatsächlich beurteilen wir die Analysierbarkeit (Therapierbarkeit, Anm. d. Autors.) nicht auf der Basis der Pathologie eines Patienten, sondern vielmehr als intersubjektives Phänomen des »Zueinander-Passens« von Patient und Analytiker. Anders formuliert: Unsere Fähigkeit, jemanden zu behandeln, hängt vom Grad unserer emotionalen Verfügbarkeit für das jeweilige Individuum ab[92]« Intersubjektivität meint also zusammenfassend: Zwei Menschen kreieren in einem gemeinsamen, ko-konstruktiven Prozess Beziehung, Sinn und Bedeutung. Die dazugehörige Frage lautet: »Ist es uns gemeinsam möglich, in eine förderliche Beziehung einzutreten, und was kann mein Anteil dazu sein?« Das komplizierte Beziehungsgeschehen wird von C. G. Jung mit der in alten alchemistischen Texten gefundenen »Hochzeitsquaternio« erläutert, das in seiner abstrakten und auf die therapeutischen Verhältnisse umgeschriebenen Form als »ur-intersubjektives« Schaublid des therapeutischen Beziehungsgeschehens dienen kann (▸ Abb. 4.2).

> »Es stellt ein Quadrat oder Rechteck mit dem Therapeuten und dem Patienten jeweils an den beiden oberen Ecken und deren Unbewusstem jeweils an den darunterliegenden Ecken dar (...). Die obere Verbindungslinie zwischen Therapeut und Patient meint die bewusste Beziehung, die beide miteinander ein-

91 Jung CG (1958), GW 8, § 166
92 Jaenicke Ch (2006), S. 29

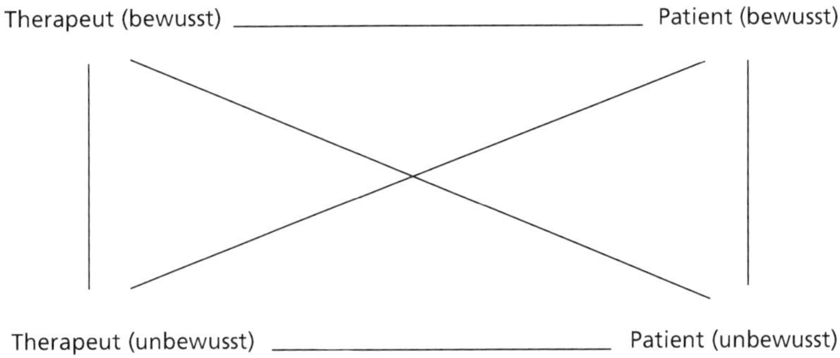

Abb. 4.2: Beziehungsquaternio

> gehen. Die senkrecht nach unten verlaufenden Linien repräsentieren den Zugang des Therapeuten zu seinem eigenen Unbewussten sowie den Zugang des Patienten zu seinem eigenen Unbewussten. Wir hoffen, dass infolge einer guten Lehrtherapie die Linie des Therapeuten (…) dicker verläuft, als dies beim Patienten der Fall ist. Dieser soll im Verlauf der Therapie ja schließlich bzgl. genau dieser Beziehung vorankommen. Die untere horizontale Linie verläuft zwischen dem Unbewussten des Therapeuten und dem des Patienten.«[93]

Diese Ebene meint die unbewusste gegenseitige Beeinflussung beider Beteiligter, 1946 von Jung beschrieben und heute, meist ohne sich auf ihn zu beziehen, etwa als »intersubjektives Feld«[94] neu aufgelegt.

Die Grenzen im Therapeuten

Die moderne empirische Therapieforschung[95] weist an immer mehr Stellen auf die sog. Therapeutenvariablen und ihren signifikanten Einfluss auf den Therapie-Outcome hin. Der Begriff war zeitweise durch die von Carl Rogers eingeführten Variablen der Fähigkeit zu Empathie, Kongruenz und Akzeptanz[96] bestimmt. Es sind dies zusätzlich heute z. B.: die Fähigkeit zur Wertschätzung gegenüber dem jeweiligen Patienten, die Erfolgserwartung des Therapeuten oder auch die Modellfunktion

93 Vogel RT (2016), S. 133
94 Atwood GE et al. (1984)
95 Wampold BE (2017)
96 Gutberlet M (2005)

des Therapeuten (z. B. bzgl. Selbstsicherheit, Flexibilität). Diese Sicht auf den Therapeuten weist deutlich auf die Grenzen der von dem englischen Psychoanalytiker Joseph Sandler[97] als ideale Aufgabe formulierten »freischwebenden Rollenübernahmebereitschaft bzw. Ansprechbarkeit (free floating responsiveness)« hin. Therapeutische Rollen bestehen in tiefenpsychologischen oder psychoanalytischen Behandlungen traditionell v. a. darin, unbewusste Übertragungen zu erkennen, anzunehmen und evtl. partiell zu beantworten. Modern intersubjektiv ginge es um das Zulassen von Nähe und Verbundenheit. Die therapeutischen Rollen in der Verhaltenstherapie sind etwa beschrieben als Coach oder Trainer, als Experte oder aber auch im Bemühen um eine funktionale sog. komplementäre Beziehungsgestaltung. In all dem stoßen Therapeuten u. U. nicht nur auf Grenzen in der Bereitschaft, sondern auch in der jeweils subjektiven Fähigkeit zur Rollenübernahme. Breiter spricht die Selbstpsychologie von der Schwierigkeit von Therapeuten, sich als Selbstobjekt vom Patienten »verwenden« zu lassen, sich also als spiegelndes oder idealisierbares Gegenüber zu fühlen und so zu handeln.

Neben diesen generellen Überlegungen ist auch auf situative Beziehungsschwierigkeiten des Therapeuten hinzuweisen. Sie bestehen z. B. darin, dass ein übermäßiger Gegenübertragungsdruck eine therapeutische Beziehungsaufnahme verhindern könnte, was u. a. in dem Begriff der »Gegenübertragungsneurose«[98] zusammengefasst wird. Hier geht es darum, dass in und durch die therapeutische Begegnung im Therapeuten selbst frühe oder aktuelle konflikthafte (oder auch strukturell bedingte) Wahrnehmungsverzerrungen mit den damit einhergehenden emotionalen Verkennungen auftreten und die Beziehung zwischen den beiden Beteiligten vorwiegend dadurch bestimmt wird. Zudem ist es möglich, dass die gesamte aktuelle Lebenssituation des Therapeuten (z. B. eigene schwere Erkrankung, Trauer, familiäre Problematiken etc.) evtl. temporär eine therapeutische Beziehungsaufnahme verhindert. Auch zu viel Fremdes, das dem Therapeuten im Patienten und in dessen Störungsbild begegnet, ist u. U. beziehungshinderlich.[99] Auf wissenschaftlicher Ebene

97 Sandler J (1976)
98 Racker H (2017)
99 Kast V (2017)

wurden kausale Einflüsse der aktuellen Stimmungslage des Therapeuten auf die Stimmung des Patienten und den therapeutischen Prozess nachgewiesen.[100]

Neben all diesen auf die aktuelle Situation bezogenen Beziehungsbegrenzungen können als »habituelle Beziehungsschwierigkeiten« des Therapeuten z. B. gelten:

- Ausbeuterische Tendenzen,
- extreme Eigenbedürftigkeit,
- schwere strukturelle Störungsanteile,
- starkes eigenes Schutzbedürfnis,
- starke Selbstzweifel und Verunsicherung.

Im Allgemeinen werden diese und andere, oft charakterlich zu verortende Gründe für die Unmöglichkeit der Aufnahme authentischer und enger zwischenmenschlicher Beziehungen in der ausbildungsbezogenen Selbsterfahrung virulent und dort bearbeitet. U. U stellt sich in seltenen Fällen aber auch eine mangelnde Eignung für den Therapeutenberuf heraus.

Wie zeigen sich nun die Begrenzungen des Therapeuten konkret? Denkbar sind hier z. B. Grenzen der Empathiefähigkeit, ausgesprochene und gedachte Bagatellisierungen, eine fehlende Konsensfähigkeit, eine schlechte Anwendung therapeutischer Techniken, eine geringe Ressourcenorientierung oder das Fehlen eines »Roten Fadens« in der Therapie[101]. Hinzu kommt auch eine mangelnde Erfolgserwartung (Hoffnung und Selbstwirksamkeitserwartung) des Therapeuten und seine Modellfunktion (z. B. bzgl. Selbstsicherheit, Flexibilität).

100 Chui et al. (2016)
101 Schmoll D (2009)

Einschub: Ökonomische Grenzen der therapeutischen Beziehung

Patienten und Therapeuten benötigen eine ökonomische Basisabsicherung, um sich ganz auf eine therapeutische Beziehung einlassen zu können. Ohne zu wissen, wie in der nächsten Zeit das alltäglich Notwendige zu besorgen ist, ist eine Öffnung für eine neue nahe Beziehung nur schwer möglich. Andere relevante ökonomische Faktoren wären aber auch z. B. die Limitierung der Kassenleistungen oder der Finanzstatus von selbstzahlenden Patienten. Sie beschränken evtl. die mögliche Dauer einer therapeutischen Arbeit, somit u. U. auch die Beziehungsdauer und damit evtl. auch deren Qualität. Schließlich kann ein sehr heterogener ökonomischer Status u. U. auch die Empathiefähigkeit beeinflussen, etwa wenn sich der aus einer Millionärsfamilie stammende Therapeut einem bettelarmen Patienten gegenübersieht.

Ein empirisch bestätigter, beziehungskorrelierter Wirkfaktor psychotherapeutischer Behandlungen ist das sog. Arbeitsbündnis (Allianz), definiert als das Ausmaß, in dem alle an der Therapie beteiligten Personen mit einer kollaborativen, gezielten Arbeit beschäftigt sind. Diese Kollaboration hat etwa die Einigung auf Ziele und die Zusammenarbeit bei den konkret anstehenden Aufgaben zur Voraussetzung und wird unterstützt durch eine gute Beziehung.[102] Trotz dieser allgemeinen Bestimmung ist zu überlegen, ob die gelungene Allianz nicht in verschiedenen therapeutischen Verfahren unterschiedliche Erscheinungen annehmen kann.

Eine negative Gegenübertragung und Gegenübertragungsagieren oder das sog. »Down-Diagnosing«, also dem Patienten im Laufe eines schwierigen Beziehungsprozesses eine immer schwerere Diagnose zuzuschreiben, sind therapieschulenunabhängig beobachtbar. Die Frage bleibt immer neu zu beantworten, ob es sich im jeweiligen Fall um habituelle (mit der Persönlichkeit des Therapeuten verbundene) oder situativ (an

102 Hatcher RL (2010)

den jeweiligen Patienten gebundene) Grenzanzeichen des Therapeuten handelt. Und diese sich äußernden Begrenzungen haben Konsequenzen. Zum einen in der Effektivität der durchgeführten Therapien, aber auch im direkten Erleben der Patenten. Dies äußerst sich z. B. durch deren vorgebrachte Beschwerden etwa bei Kammern oder Ethikstellen. Die Klagen von Patienten sind größtenteils Beschwerden über Beziehungsschädigungen. Es finden sich sexuelle Grenzüberschreitungen, Befangenheit, Verletzung therapeutischer Basisvariablen, mangelhafte Diagnostik/Technikanwendung, Verstöße gegen Informations-, Dokumentations- und Schweigepflicht, ökonomischer bzw. finanzieller Missbrauch, Therapieabbruch durch Therapeuten oder mangelhafte Rahmenbedingungen.[103]

V. a. der sog. »Verschlechterungseffekt«, wenn also Patienten nicht nur vorübergehend, sondern dauerhaft »kränker« aus der Therapie hervorgehen, zeigt die Grenzen auf. Er wird verfahrensübergreifend auf 5 bis 14 % geschätzt (bzgl. der Kindertherapie sind die Zahlen sogar noch höher)[104]. Hinzu kommen die Therapieabbrüche mit nochmals mehr als 20 %, die jüngst ebenfalls vermehrt Gegenstand der Psychotherapieforschung werden[105]. Eine deutsche Forschergruppe listet folgende unerwünschten Wirkungen von Psychotherapie auf[106]:

- Misserfolge (Ziele werden nicht ganz oder nicht erreicht),
- unerwünschte Wirkungen (Nebenwirkungen),
- Therapieschäden,
- Erfolglosigkeit oder Nebenwirkungen einer angemessenen Therapie
- Erfolglosigkeit oder Nebenwirkungen durch unprofessionelle Ausübung der Behandlung,
- mangelnde Passung (mismatching) zwischen Therapeuten- und Patientenpersönlichkeit (s. u.),
- Schädigung durch unethisches Therapeutenverhalten.

103 z. B. Schleu A et al. (2018), Kaczmarek S (2012)
104 Lambert M (2013)
105 Sonnenmoser M (2016)
106 Hofmann SO et al. (2005)

In empirischen Untersuchungen werden viele dieser Zusammenhänge als »Therapeutenvariablen« (es gibt empirisch klare Unterscheidungsmerkmale zwischen erfolgreichen und weniger erfolgreichen Therapeuten) bezeichnet[107], ihr signifikanter Einfluss auf das Therapieergebnis gilt als belegt und sie werden nicht selten mit der »Therapeutenpersönlichkeit« und damit auch der Art der Beziehungsaufnahme des Therapeuten in Verbindung gebracht.

Die oben bereits genannte zentrale Rolle der gegebenen oder mangelnden Passung ([Mis-]Matching) muss hier noch einmal besonders herausgestrichen werden. Zahlreiche moderne Psychotherapiestudien und die Erfahrung unzähliger Supervisoren bestätigen das bereits Ende der 80er Jahren von der Gruppe um den einflussreichen amerikanischen Psychotherapieforscher David Orlinski beschriebene »Generic Model of Psychotherapy« (AMP, Allgemeines Modell der Psychotherapie)[108], ein v. a. auf der Prozessforschung beruhendes, auf sämtliche Therapieschulen anwendbares und vier zentrale Faktoren berücksichtigendes »Übereinstimmungs«-Modell. Eine erfolgreiche Therapie wird demgemäß dann wahrscheinlich, wenn es eine Passung zwischen diesen Faktoren gibt:

1. dem Behandlungsmodell des Therapeuten,
2. der Störung des Patienten,
3. den therapierelevanten Merkmalen des Therapeuten,
4. den therapierelevanten Merkmalen des Patienten.

Dieses Modell gilt weitgehend auch für die Gruppentherapie[109] und hat erhebliche Auswirkung auf die »Persönliche Indikationsstellung« zu Beginn jeder neuen psychotherapeutischen Begegnung: »Die persönliche Ebene der Indikationsentscheidung betrifft den Therapeuten als Person. Er muss sich im Klaren sein, welche Patientengruppe für ihn evtl. ungeeignet erscheint, vielleicht weil aufgrund der eigenen Biographie nur schwer ein empathischer Kontakt herstellbar ist, der Patient eher Angst auslöst, von vornherein als hoffnungslos angesehen wird

107 Okiishi et al. (2003), Wampold BE et al. (2006)
108 Orlinski D & Howard AI (1987)
109 Strauß B et al. (1995)

u. v. m.[110]«. Neben dem angebotenen Setting, den erlernten Therapiemethoden und den spezifischen Erfahrungen gilt diese Klärung v. a. der Frage, ob zum jeweiligen Patienten tatsächlich mit hoher Wahrscheinlichkeit eine hilfreiche Beziehung hergestellt werden kann, ob der Patient also wenigstens ansatzweise »gemocht« werden kann, ob Interesse für ihn und seine innere und äußere Situation entsteht, ob Empathie und Mitgefühl möglich ist etc.: »Will der Arzt die Seele eines anderen führen oder sie auch nur begleiten, so muss er mit ihr Fühlung haben. … Fühlung entsteht durch vorurteilslose Objektivität. … es ist etwas Menschliches, etwas wie eine Hochachtung vor der Tatsache, vor dem Menschen, der an dieser Tatsache leidet, vor dem Rätsel eines solchen Menschenlebens. … Man kann nichts ändern, was man nicht annimmt«[111]

Selbsterfahrung und Supervision

Ein dergestaltes Ein- und Abschätzen der Grenzen der eigenen Beziehungsfähigkeit beim jeweiligen Patienten erfordert eine professionelle Gegenübertragungsanalyse. Diese wiederum hat eine ausreichende Selbsterfahrung oder Eigentherapie zur Voraussetzung, wie sie seit Freud und Jung Anfang des 20. Jahrhunderts bis heute von nahezu allen maßgeblichen Vertretern der psychotherapeutischen Zunft für unverzichtbar erachtet wird[112]. In ihr kann es nicht nur um das eigene Erfahren therapeutischer Techniken gehen, sondern um ein wirkliches Kennenlernen des eigenen seelischen Innenraumes mit seinen Ressourcen und Verwundungen.

Passungsrelevante biographiegeschichtliche Dimensionen der Therapeutenpersönlichkeit sind z. B.:

- eigene Erfahrungen mit nahen Beziehungen,
- eigene Erfahrungen mit psychischen Krisen,
- eigene Erfahrungen mit der Therapeutenrolle,
- eigene Therapieerfahrungen.

110 Vogel RT (2001), S. 95
111 Jung CG (1932), GW 11, § 519
112 z. B. Yalom ID (2017)

Therapeutische Passung ist in erster Linie eine Frage zwischen zwei Menschen (in Gruppen- oder Familientherapien sind es mehrere), die sich vor die Aufgabe gestellt sehen zu entscheiden, ob die Nähe, die zwischen ihnen entstehen kann, ausreicht, um sich auf einen für beide bisweilen beschwerlichen, ja belastenden Weg einzulassen. Unterstützend haben sich unabhängig von der jeweilig präferierten therapeutischen Schulrichtung spezifische Therapeutentrainings erwiesen, die gezielt Selbstwahrnehmung, Affektregulation und Beziehungskompetenz des Therapeuten üben.[113]

Das Erkennen der Grenzen der Möglichkeiten des therapeutischen Paares, eine förderliche Beziehung zu gestalten, gehört – neben der selbstverständlichen Verantwortung für den therapeutischen Prozess – zu den Grundkompetenzen einer therapeutischen Selbstfürsorge. In internationalen Studien berichten ca. 55 % der befragten Psychotherapeuten von Burn-out in mindestens mittlerer Ausprägung. Bei genauer Betrachtung der Ursachenfaktoren stößt man dabei immer wieder auf Passungsfragen und die notwendige Auseinandersetzung mit den persönlichen Stärken und Grenzen[114].

Welche praktischen Konsequenzen ergeben sich aus dem bisher Gesagten? Notwendig erscheinen nach einer sorgsamen Betrachtung des Übertragungs- Gegenübertragungsgeschehens und der sich entwickelnden Beziehungsatmosphäre:

1. Die Stärkung der Kompetenzen der Patienten, einen Therapeuten abzulehnen, ohne diese Entscheidung in ein pathologisierendes Schema zu pressen, sondern im Gegenteil in ihr einen Ausdruck von Autonomie und Selbstfürsorge zu sehen.
   Der bereits zitierte amerikanische Psychotherapieforscher Bruce Wampold listete vor einigen Jahren anlässlich eines Symposions mehrere Faktoren auf, auf die Patienten achten sollten, wenn sie sich auf die Suche nach einem Therapeuten begeben. Es ist sozusagen ein »Passungsleitfaden«, der die Aufmerksamkeit der Patienten u. a. auf folgende Therapeutenvariablen lenkt:

113 Gumz A et al. (2018)
114 Simionato GK et al. (2018)

- Besitzt der Therapeut ausreichende »sophisticated« interpersonelle Fertigkeiten?
- Will der Therapeut eine Allianz mit Ihnen eingehen?
- Kann der Therapeut seine Behandlung flexibel an Ihre Bedürfnisse anpassen?
- Kann der Therapeut Vertrauen in das Voranschreiten der Therapie vermitteln?
- Besitzt der Therapeut selbst Introspektionsfähigkeit?[115]

2. Die Stärkung der Kompetenzen der Therapeuten, einen Patienten abzulehnen, ohne diese Entscheidung als Zeichen für mangelnde berufliche Kompetenz zu betrachten, sondern im Gegenteil in ihr einen Ausdruck von Professionalität und ebenso Selbstfürsorge zu sehen. Die Orte, diese Kompetenzen entwickeln zu lernen, sind zum einen die Ausbildungsinstitute, die hier auf ihre Kultur des Umgangs mit den wahrgenommenen oder von den angehenden Therapeuten geäußerten Grenzen zu achten haben. Zum anderen ist hier die besondere Rolle und Verantwortung der Supervision zu nennen, die nicht nur die »Erlaubnis« zur schuldlosen Feststellung von mangelnder Passung und sich daraus ergebenden Grenzen erteilt, sondern auch hilft, die Fertigkeiten zu entwickeln, demgemäß in der therapeutischen Situation zu handeln. D. h., es geht auch um die Stärkung der Bereitschaft und der Kompetenzen der Therapeuten, einen Patienten nicht persönlich (weiter-)zu behandeln, sondern ihn u. U. in angemessener Art weiterzuverweisen.

Das Gute an den Beziehungsgrenzen

Die (therapeutische) Beziehungsfähigkeit hat Grenzen und das ist gut so. Eine »grenzenlose« Fähigkeit und Bereitschaft birgt die Gefahren von symbiotischen, parasitären oder die Ich-Grenzen der Beteiligten dauerhaft aufweichenden Geschehnissen. Es besteht zudem die Möglichkeit, den Anderen, der eben nie vollständig erkannt werden kann, in den man sich nicht vollständig einfühlen kann, nicht als einen sol-

115 Krauss Withbourne S (2011)

chen Anderen zu erkennen und zu respektieren. Gerade auch die Grenzen des Verstehens des Anderen, das auftretende Nichtverstehen, Missverstehen oder Andersverstehen[116], bergen aber auch therapeutische Schutzfaktoren und Chancen. Dazu sollte man sich bekennen, und dies sollte Gegenstand des therapeutischen Dialogs sein.

116 Storck T (2014)

5. Vorlesung
Der Begriff des Machbaren: Abschlussreflexion und Diskussion

Joachim Küchenhoff und Ralf T. Vogel

Diese letzte Vorlesung soll nun die bisher beschriebenen vier spezifischen Fragestellungen zu den psychotherapeutischen Grenzen in einen Gesamtzusammenhang stellen und eine weitergehende Diskussion vorbereiten.

Grenzen des Machbaren (R. T. Vogel)

Überblickt man die vergangenen Kapitel, so zeigen sich vier die gesamte Vorlesungsreihe durchziehende, um den Terminus der Machbarkeit kreisende Grundfragen

- Was kann psychotherapeutisch »gemacht« werden?
- Was bleibt dem »Machen« entzogen (und stellt damit eine Grenze dar)?
- Wer bestimmt, was machbar ist?
- Wer bestimmt, was machbar sein soll?

In einem sich beständig weitenden Feld der Psychotherapie besteht ein hohes Bedürfnis und bisweilen auch ein gesellschaftlicher Druck, neue therapeutische Anwendungsfelder zu erschließen und die Grenzen des therapeutisch Machbaren zu erweitern, etwa im Bereich der schweren Persönlichkeitsstörungen und Psychopathien, der psychotischen Störungen, der Traumafolgestörungen oder aber im gesamten Feld der Kinder- und Jugendlichen-Therapie. Das Machbare bleibt dabei tatsächlich aber immer eine Funktion des Standes der Wissenschaft und des therapeutischen Engagements. Was ist nun eigentlich mit dem Begriff der Machbarkeit ausgedrückt? Synonyme sind etwa Realisierbarkeit, Durchführbarkeit, Umsetzbarkeit (Duden), im Psychotherapeutischen auch Behandelbarkeit, Lösbarkeit etc. Sie etablieren Kriterien des »Erfolgs« vs. Kriterien des »Scheiterns« und der »Optimierung«. In der Soziologie spricht man bisweilen von einer »Machbarkeitsgesellschaft« (Leistungsgesellschaft, Erfolgsgesellschaft).

Bei genauer Betrachtung der Verbreitung der Machbarkeitsrede ergibt sich der Eindruck, der Begriff stamme primär aus Ökonomie und Technik und wurde von dort in die Medizin und schließlich in die Psychotherapie überführt. Die Frage ist hier, ob ein Projekt gemäß den ökonomischen und wissenschaftlichen Gegebenheiten durchführbar sein könnte? In der Philosophie wiederum erhält die Machbarkeit eine ethische Komponente. Betont wird die auch für die psychotherapeutischen Handlungen bedeutsame Gefahr, Angestrebtes »machbar zu machen« (z. B. Seneca). Dabei empfiehlt es sich, die zwei Facetten der Machbarkeit, nämlich bzgl. des Prozesses (Durchführbarkeit) und bzgl. der Ziele (Erreichbarkeit), zu unterscheiden. Ein unhinterfragtes psychotherapeutisches Denken in der Logik der Machbarkeit und ihrer Steigerung widerspricht, wie wir in Vorlesung 2 gesehen haben, inhärent den oft (vielleicht immer) der psychischen Symptomatik zugrundeliegenden unhintergehbaren existenziellen Grundbedingungen des Menschen. Ein bedingungsloses Streben nach Machbarkeit gerät im Feld der Psychotherapie zudem an die Grenze zur Manipulation.

Dem Streben nach Machbarkeit sind, so zumindest argumentieren nicht wenige altgediente psychotherapeutische Praktiker, inhärente Grenzen gesetzt, denn »gerade dieses Erreichenwollen bildet die erste paradoxe Blockierung der Arbeit. Sobald wir versuchen, verhindern wir«[117]. V. a. die Humanistische und die Analytische Psychologie entwickelten, ausgehend von einem Wachstumsmodell des Psychischen, Gegenmodelle zu einer psychotherapeutischen Machbarkeitslogik. Das »psychisch geschehen lassen können«, das C. G. Jung[118] aus dem chine-

117 Hillman J (2016), S. 18
118 Jung CG (1929), GW 13 § 20

sisch-daoistischen Prinzip des »wu wei«, also des »Tuns im Nicht-Tun«, oder seine Feststellung, der Therapeut heile auch »deo concedente«[119], sind hierfür beredte Beispiele. In eine ähnliche Richtung gehen etwa Carl Rogers' Rede vom Wachstum, Winfried Bions Metapher des Verdauens oder die physikalischen Bilder des Raum-Gebens und -Lassens. Psychotherapie wird in diesem Verständnis (auch) zu einer Kunst des Lassens, die Erkenntnis von Grenzen wird zu einer Aufforderung zu Akzeptanz, Toleranz und Bescheidenheit.

Die Reichweiten des Handelns und die Kunst zu machen und zu lassen (J. Küchenhoff)

Das Feld der Psychotherapie weitet sich, und das ist auch gut so. Wie in jeder Wissenschaft und klinischen Disziplin geht es auch in der Psychotherapie darum, keine sozialen oder klinischen Gruppen von vornherein auszuschließen, sondern darum, neue Anwendungsfelder zu erschließen und so die Grenzen des Machbaren zu erweitern. Im Rückblick ist es erfreulich zu sehen, wie gut dies in vielen Bereichen gelungen ist. Persönlichkeitsstörungen, die z. B. von dem zu seiner Zeit bedeutsamen Psychiater Kurt Schneider als Psychopathien bezeichnet und als abnorme Persönlichkeitsentwicklungen beschrieben wurden, die als kaum beeinflussbar galten, können heute mit einer Vielzahl empirisch geprüfter Verfahren wirksam behandelt werden. Das Gleiche gilt für Traumafolgestörungen. Wie viel im Bereich der psychotischen Störungen und im Umgang mit Asylsuchenden und Migranten therapeutisch möglich ist, darauf weisen Kapitel 1 und 3 unseres Buches hin (► 1. Vorlesung, ► 3. Vorlesung).

Artifizielle, also nicht notwendige Grenzen des Machbaren sollten hinterfragt und korrigiert werden. Am Beispiel der Persönlichkeitsstörungen und der psychotischen Erlebnisformen zeigt sich, dass die theo-

119 Jung CG (1946), GW 16 § 386

retische Vorannahmen ein fachlich durchaus mögliches und klinisch gebotenes Engagement verhindern. Vor einigen Jahrzehnten wurde eine Psychotherapie mit älteren Menschen für unmöglich gehalten, weil sie als zu eingefahren, unbeweglich, ja starrsinnig erschienen – ein großer Kontrast zum weit aufgespannten Feld der Alterspsychotherapie heute. Nicht zwingend und unverrückbar sind gleichfalls die Grenzziehungen aus persönlichen Gründen, die mit einigem Reflexionsaufwand durchaus überwindbar wären. Gegenübertragungen können dafür verantwortlich sein, dass eine Behandlung als gescheitert, ja als gar nicht indiziert erscheint. Fehlender Behandlungsfortschritt etwa wird der Untherapierbarkeit des Patienten zugeschrieben, nicht der Zurückhaltung oder der latenten Ablehnung des Therapeuten. Eine Supervision könnte eventuell helfen, um diese willkürliche Grenze des Machbaren zu verschieben.

Wenn wir danach fragen, was machbar ist, so muss die Frage immer auch konkretisiert werden: Für wen in welcher Situation kann etwas machbar sein? Der Therapeut kann nicht zu jeder Zeit mit jedem Menschen immer gleich viel bewirken. Die Rahmenbedingungen seines eigenen Lebens und der Behandlungssituation müssen es ihm erlauben, sich auf den Patienten einzustellen. Er muss dafür sorgen, dass er sich im eigenen therapeutischen Handeln sicher fühlt. Wie wir aus der Psychotherapieforschung wissen, entscheidet schließlich aber die Qualität der therapeutischen Beziehung wesentlich darüber mit, wie erfolgreich Therapie sein kann. Machbar ist nur das, was sich in der konkreten und einmaligen Beziehung zwischen Psychotherapeut und Patienten umsetzen lässt.

Zugleich aber, und darauf hat Ralf Vogel bereits hingewiesen, muss der Psychotherapeut sich in der Kunst des Lassens üben. So einfach, wie es klingt, ist sie nicht zu realisieren. Sie wird in allen heilenden Berufen zu wenig gelernt, so auch in der Psychotherapie. Zu ihr gehört erst einmal die Frage, welchen Auftrag der Therapiesuchende an den Therapeuten hat. Vielleicht hat nur dieser in der konkreten Situation einen Handlungswunsch, der Betroffene selbst aber nicht. Der an einem Malignom erkrankte Patient möchte u. U. gar nicht im aktiven Coping, sondern lediglich in seiner Trauer unterstützt werden. Sodann muss auch in der Psychotherapie die selbstkritische Frage gestellt werden, ob denn das therapeutische Angebot angemessen oder unverhältnismäßig groß ist. Der

Therapeut mag die Indikation zu einer langfristigen Behandlung stellen, und dann könnte er überhören, dass der Patient nur eine fokale Krisenintervention wünscht. Der Impuls der Machbarkeit kann die Grenze zur Manipulation überschreiten, wenn der Patient – bewusst oder unbewusst – »zu seinem Glück gezwungen« wird. In einer unaufdringlich erscheinenden Form wird diese bereits dort überschritten, wo über Form und Inhalt des je eigenen Verfahrens des Therapeuten nicht aufgeklärt wird, so dass der Patient keine Chance hat, selbst zu wählen, was machbar sein soll.

Schließlich aber gehört zur Kunst des Lassens eine veränderte Lebenshaltung, zu der der Verzicht auf den »menschlichen Machzwang«, den der spöttisch kluge Philosoph Odo Marquard als Kennzeichen des »Zeitalter(s) der Machbarkeit«[120] angesehen hat, gehört. Das – eingebildet allmächtige – Machen hat in allen Lebensbereichen Folgen und schlägt in Ohnmacht um: »... (es) bewirkt, was es nicht will. Die Folgen und Nebenfolgen entziehen sich seiner Kontrolle; sie werden unverfügbar. [...] Nicht etwa nur die erfolglose, gerade auch die erfolgreiche Machensplanung plant sich ... um den Erfolg.«[121] An die Stelle des Machzwangs setzt er das Prinzip eines »Handelns in Reichweiten«:

> »Dass man nicht alles machen muss, dass also – anders gesagt – die meisten Dinge ›immer schon‹ ohne eigenes Zutun laufen und gelaufen sein müssen: dies [...] ist die Möglichkeitsbedingung des Handelns in Reichweiten, in denen Menschen handeln können. [...] Menschliche Praxis macht stets nur das Wenige, das noch zu machen ist.«[122].

Das darf nicht resignativ verstanden werden, vielmehr lässt es sich als eine Aufforderung lesen, die Kunst des Machbaren mit der Kunst des Lassens zu verknüpfen, innerhalb und außerhalb der Psychotherapie.

---

120 Marquard O (1981), S. 67
121 a. a. O., S. 80 f
122 a. a. O, S. 79

Literatur

Achermann C, Chimienti M, Stants F (2006) Migration, Prekarität und Gesundheit: Ressourcen und Risiken von vorläufig Aufgenommenen und Sans-Papiers in Genf und Zürich. Neuchâtel: Swiss Forum for Migration and Population Studies (SFM)

Arbeitskreis OPD (Hg) (2009) Operationalisierte psychodynamische Diagnostik. Bern: Huber

Atwood GE, Stolorow, RRD (1984) Structures of subjectivity: Explorations in psychoanalytic phenomenology and contextualism. London & New York: Routledge

BAG (2007) Strategie Migration und Gesundheit (Phase II: 2008-2)

Bedorf T (2010) Verkennende Anerkennung. Frankfurt: Suhrkamp

Benedetti G (1983) Psychosentherapie. Psychoanalytische und existentielle Grundlagen. Stuttgart: Klett

Benedetti G (2002) Der Geisteskranke als Mitmensch. Göttingen: Vandenhoeck & Ruprecht

Beutel ME, Doering St, Leichsenring F, Reich G (2010) Psychodynamische Psychotherapie. Störungsorientierung und Manualisierung in der therapeutischen Praxis. Göttingen: Hogrefe

Biermann-Ratjen EM, Eckert J, Schartz H-J (2016) Gesprächspsychotherapie. Verändern durch Verstehen. Stuttgart: Kohlhammer

Bühring P (2019) Die Sprechstunde steuert die Versorgung. Dt. Ärzteblatt PP, 1:14

Chui H, Hill C, Kline H, Kuo P, Mohr J (2016) Are You in the Mood? Therapist Affect and Psychotherapy Process. J of Counseling Psychology 64/4:1–14

Ciompi L (1982) Affektlogik. Stuttgart: Klett Cotta

Czogalik DH, Enke H (1997) Allgemeine und spezielle Wirkfaktoren in der Psychotherapie. In: A Heigl-Evers, FS Heigl & J Ott (Hg) Lehrbuch der Psychotherapie. Stuttgart: Gustav Fischer

Eckert J (1996) Indikation und Prognose. In: B Strauß, J Eckert & V Tschuschke (Hg) Methoden der empirischen Gruppentherapieforschung: Ein Handbuch. Opladen: Westdeutscher Verlag

Eckert J, Frohburg I, Kriz J (2004) Therapiewechsler. Psychotherapeut 6:415–426

Fiedler, P (2000) Integrative Psychotherapie von Persönlichkeitsstörungen. Göttingen: Hogrefe

Frank M (1985) Das individuelle Allgemeine. Frankfurt: Suhrkamp

Freeman G (2004) Conceptual and Methodological Developments in the Study of International Migration. International Migration Review 38:945–969

Frick E, Utsch M (2014) Psychotherapien und Spiritualitäten. Spiritual Care 2:195

Fried J, Kailer Th (Hg) (2003) Wissenskulturen. Beiträge zu einem forschungsstrategischen Konzept. Berlin: Akademie Verlag

Gumz A., Rugenstein K, Munder T (2018) Allianz-Fokussiertes Training (AFT). Schulenübergreifender Weg zum Umgang mit Krisen in der therapeutischen Beziehung. Psychotherapeut 63:55–61

Gutberlet M (2005) Empathie, Wertschätzung und Kongruenz im Personenzentrierten Ansatz: Mehr und etwas anderes als in den theorie-/technikzentrierten Ansätzen. Gesprächspsychotherapie und Personenzentrierte Beratung 4/05:270–276

Hall St, Du Gay P (1996) Questions of Cultural Identity. Thousand Oaks: SAGE Publications

Harris M (1976) History and Significance of the Emic/Etic Distinction. Annual Review of Anthropology 5:329–350

Hatcher RL (2010) Alliance Theory and Measurement. In: Ch Muran, JB Barber (Hg) The Therapeutic Alliance. An Evidence-Based Guide to Practice (S. 7–28). New York: Guilford Press

Heidegger M (2006) Sein und Zeit. Tübingen: Max Niemeyer Verlag

Hill CH, Kline K, Kuo P, Mohr JJ (2016) Are you in the mood? Therapist affect and psychotherapy process. Journal of Counselling Psychology 63:405–418

Hillman, J. (2016): Suche nach Innen. Einsiedeln: Daimon Verlag

Hofmann SO, Rudolf G, Strauß B (2008) Unerwünschte und schädliche Wirkungen von Psychotherapie. Psychotherapeut 53:4–16

Jacobi F (2002) Risiken und Nebenwirkungen verhaltenstherapeutischer Behandlungen. In: M Märtens, H Petzold (Hg) Therapieschäden. Mainz: Verlag Mathias Grünewald

Jaenicke C (2006) Das Risiko der Verbundenheit – Intersubjektivitätstheorie in der Praxis. Stuttgart: Klett-Cotta

Janzarik W (Hg) (1979) Psychopathologie als Grundlagenwissenschaft. Stuttgart: Enke

Janzarik W (1988) Strukturdynamische Grundlagen der Psychiatrie. Stuttgart: Enke

Jung CG (1924) Analytische Psychologie und Erziehung. GW 17. Ostfildern: Patmos

Jung CG (1929) Der Gegensatz Freud und Jung. GW 4. Ostfildern: Patmos

Jung CG (1929) Kommentar zu Das Geheimnis der Goldenen Blüte. GW 13. Ostfildern: Patmos

Jung CG (1932) Psychotherapie und Seelsorge. GW 11. Ostfildern: Patmos

Jung CG (1934) Die Beziehungen zwischen dem Ich und dem Unbewussten. GW 7. Ostfildern: Patmos

Jung CG (1938) Über Konflikte der kindlichen Seele. Vorwort zur dritten Auflage. GW 17. Ostfildern: Patmos

Jung CG (1942) Über die Psychologie des Unbewussten. GW 7. Ostfildern: Patmos
Jung CG (1946) Psychologie der Übertragung. GW 16. Ostfildern: Patmos
Jung CG (1951) Aion. Untersuchungen zur Symbolgeschichte. GW 9/2. Ostfildern: Patmos
Jung CG (1958): Die transzendente Funktion. GW 8. Ostfildern: Patmos
Kaczmarek S, Passmann K, Capell R, Hilebrand V, Schleu A, Strauß B (2012) Wenn Psychotherapie schadet. Systematik von Beschwerden über psychotherapeutische Behandlungen. Psychotherapeut 57/5:402–409
Kahraman B (2008) Die kultursensible Therapiebeziehung. Störungen und Lösungsansätze am Beispiel türkischer Klienten. Gießen: Psychosozial
Kast V (2017) Wi(e)der Angst und Hass. Ostfildern: Patmos
Kernberg OF (1996) Die narzisstische Persönlichkeitsstörung und ihre differentialdiagnostische Abgrenzung zum antisozialen Verhalten. In: OF Kernberg (Hg) Narzisstische Persönlichkeitsstörungen (S. 52–70). Stuttgart: Schattauer
Kernberg OF (2012) Suicide prevention for psychoanalytic institutes and societies. Journal of the American Psychoanalytic Association 60:701–719
Kleinman A (1980) Patients and healers in the context of culture. Berkeley: University of California Press
Kluge U (2011) Sprach- und Kulturmittler in der Psychotherapie. In W Machleidt & A Heinz (Hg), Praxis der interkulturellen Psychiatrie und Psychotherapie. Migration und psychische Gesundheit (S. 145–154). München: Elsevier, Urban & Fischer
Kluge U, Kassim N (2006) Der Dritte im Raum – Chancen und Schwierigkeiten in der Zusammenarbeit mit Sprach- und KulturmittlerInnen in einem interkulturellen psychotherapeutischen Setting. In E. Wohlfart & M. Zaumseil (Hg), Transkulturelle Psychiatrie – Interkulturelle Psychotherapie. Interdisziplinäre Theorie und Praxis (S. 178–198). Heidelberg: Springer.
Kluge U, Romero-Llanes B, Hodzic S (2017) Psychotherapeutische und psychiatrische Versorgung geflüchteter Menschen mit Sprach- und Kulturmittlern. Swiss Arch Neurol Psychiatr Psychother 168(05):133–139
Knorr-Cerina K (2002) Wissenskulturen. Ein Vergleich naturwissenschaftlicher Wissensformen. Frankfurt: Suhrkamp
Krauss Withbourne S (2011) 13 Qualities to Look for an Effective Therapist. Psychology Today. www.psychologytoday.com
Kristeva J (1990) Fremde sind wir uns selbst. Frankfurt: Suhrkamp
Küchenhoff J (2003) Psychotherapie und die Anerkennung des Fremden. Psychotherapeut 48:410–420
Küchenhoff J (2012) Körper und Sprache. Theoretische und klinische Beiträge zu einem intersubjektiven Verständnis des Körpererlebens. 2., überarb. Auflage. Gießen: Psychosozial
Küchenhoff J (2015) Die Suche nach dem Subjekt im psychotischen Erleben. Ein psychoanalytischer Zugang. Psychotherapie im Dialog 16:43–47
Küchenhoff J (2015) Interkulturelle Gewalt und interkulturelle Übergangsräume. Konstruktion und Dekonstruktion des Fremden. In: O Gutjahr (Hg) Jahrbuch

für Literatur und Psychoanalyse. Bd. 34. Interkulturalität. Konstruktionen des Anderen (S. 21–40). Würzburg: Königshausen & Neumann

Küchenhoff J (2016) Trennung, Trauer, Neubeginn. Swiss Archives of Neurology and Psychiatry 167(2):44–50

Küchenhoff J (Hg) (2016) Psychoanalyse und Psychopharmakologie. Stuttgart: Kohlhammer

Küchenhoff J, Prause K, Schulz G (2017) Engagement und Respekt. Psychotherapeutische Haltung und Beziehungsarbeit in der Psychotherapie mit psychotisch erlebenden Menschen. Psyche – Z Psychoanal 71:60–81.

Laban CJ et al. (2004) Impact of a long asylum procedure on the prevalence of psychiatric disorders in Iraqi asylum seekers in The Netherlands. J Nerv Ment Dis 192:843–851

Lambert M (2013) Outcome in Psychotherapy: The Past and Important Advances. Psychotherapy 50/1:42–51

Lambert M, Barely DE (2001) Research Summary of the Therapeutic Relationship and Psychotherapy Outcome. Psychotherapy Theory Research & Practice 38/4:357–361

Liedl A, Abdallah-Steinkopff B (2017) Psychotherapeutische Behandlung von Flüchtlingen. In: A Liedl et al. (Hg) Psychotherapie mit Flüchtlingen. Neue Herausforderungen, spezifische Bedürfnisse. Stuttgart: Schattauer

Machleidt W, Heinz A (Hg) (2011) Praxis der interkulturellen Psychiatrie und Psychotherapie. München: Urban & Fischer

Marquard O (1981) Abschied vom Prinzipiellen. Stuttgart: Reclam

Mentzos S (2009) Lehrbuch der Psychodynamik. Die Funktion der Dysfunktionalität psychischer Störungen. Göttingen: Vandenhoeck & Ruprecht

Nadig M (2006) Das Konzept des Raumes als methodischer Rahmen für dynamische Prozesse. In: E Wohlfart, M Zaumseil (Hg) Transkulturelle Psychiatrie – interkulturelle Psychotherapie (S. 67–80). Heidelberg: Springer Heidelberg

Oezbek T, Wohlfart E (2006) Der transkulturelle Übergangsraum – ein Theorem und seine Funktion in der transkulturellen Psychotherapie am ZIPP. In: T Oezbek, E Wohlfart (Hg) Transkulturelle Psychiatrie – Interkulturelle Psychotherapie (S. 169–176). Berlin: Springer

Okiishi J, Lambert M, Nielsen SL, Ogles MB (2003) Waiting for Supershrink. An Empirical Analysis on Therapist Effects. Clinical Psychology and Psychotherapy 10:361–373

Orlinsky D (2002) Disorder-specific, Person-specific and Culture-Specific Psychotherapy: Evidence from Psychotherapy Research and Social Science. Der Psychotherapeut 49:88–100

Orlinski DE, Grawe K, Parks BK (1994) Process and outcome in psychotherapy. In: AE Bergin & SL Garfield (Hg) Handbook of psychotherapy and behavior change (S. 311–384). New York: Wiley

Orlinsky DE, Howard KI (1987). A generic model of psychotherapy. Journal of Integrative and Eclectic Psychotherapy 6:6–27

Pfammatter M, Junghan UM, Tschacher, W (2012) Allgemeine Wirkfaktoren in der Psychotherapie. Konzepte, Widersprüche und eine Synthese. Psychotherapie 17/1:17–31

Pincus H, Tew J, First M (2004) Psychiatric comorbidity: is more less? World Psychiatry 3:18–23

Racker H (2017) Übertragung und Gegenübertragung. Studien zur psychoanalytischen Technik. München: Ernst Reinhardt Verlag

Reik, T. (1976 [1948]) Hören mit dem dritten Ohr. Frankfurt a. M.: Fischer

Rudolf R (2016) Psychotherapeutische Identität. Göttingen: Vandenhoek und Ruprecht

Salis-Gros C (2004) Struggling with Imaginaries of Trauma and Trust. The Refugee Experience in Switzerland. Cult Med Psychiatry, 28(2):151–67.

Sandler J (1976) Gegenübertragung und Bereitschaft zur Rollenübernahme. Psyche – Z Psychoanal 30:297–305

Sardadvar S (2015) How Migrant Status Affects Health Beyond Socioeconomic Status: Evidence from Austria. International Migration Review Volume 49:843–877

Schleu A, Hildebrand V, Kaczmarek-Nisch S, Strauß B (2018) Patientenbeschwerden über psychotherapeutische Behandlungen. In: M Linden, B Strauß (Hg) Risiken und Nebenwirkungen von Psychotherapie. Erfassung, Bewältigung, Risikovermeidung (S. 87–104). 2., aktualisierte Aufl. Berlin: MWV Medizinisch Wissenschaftliche Verlagsgesellschaft

Schuler P, Vogelsang M (2018) Therapeutische Beziehung: Der Einfluss von Kompetenzorientierung und der Aktivierung verkörperter Ressourcen. In: P Fiedler (Hg) Varianten psychotherapeutischer Beziehung. Transdiagnostische Befunde, Konzepte, Perspektiven. Lengerich: Pabst Science Publishing

Schmidt H (1979) Philosophisches Wörterbuch. Stuttgart: Alfred Kröner Verlag

Schmidtbauer W (1995) Jetzt haben, später zahlen. Hamburg: Rowohlt

Schmidt-Lellek Ch (2005) Das Übersehen der Grenzen: Gefährdungen und Deformationen der therapeutischen Haltung. Psychotherapie im Dialog 2, 6:157–161

Schmoll D (2009) Psychotherapie – Chancen und Grenzen. Ein Ratgeber. Stuttgart: Kohlhammer

Simionato GK, Simpson S (2018) Personal risk factors associated with burnout among psychotherapists. J of Clinical Psychol 74(9):1431–1456

Sonnenmoser M (2016) Abbrüche in der Psychotherapie: Eine Art Kritik der Patienten. Dt. Ärzteblatt PP 3/16, 118–120

Storck T (2014) Anders Verstehen. Negativität und freie Assoziation in einer psychoanalytischen Hermeneutik. In: E Angehm, J Küchenhoff (Hg) Die Arbeit des Negativen. Negativität als philosophisch-psychoanalytisches Problem (S. 231–252). Wellerwüst: Vellbrück

Strauß B (1995) Merkmale der »Passung« zwischen Therapeut und Patient als Determinante des Behandlungsergebnisses in der stationären Gruppentherapie. Zeitschr. f. Psychosom. Med 41, 127–140

Strauß B, Geyer M (Hg) (2006) Grenzen psychotherapeutischen Handelns. Göttingen: V&R

Tellenbach H (1961) Melancholie. Berlin: Springer

Thoma N, Cecero J (2009) Is integrative use of techniques in psychotherapy the exception or the rule? Psychotherapy Theory, Research, Practice, Training 46 (4):405–417

Tuschuschke V, Czogalik D (Hg) (1990) Psychotherapie – Welche Effekte verändern? Berlin: Springer

Van Keuk E, Ghaderi C, Joksimovic L, David DM (2011) Transkulturelle Kompetenz in klinischen und sozialen Arbeitsfeldern. Stuttgart: Kohlhammer

Van Keuk S, Giessler M (Hg) (2009) Diversity Training im Gesundheits- und Sozialwesen am Beispiel des EQUAL-Projekts TransKom. In: Otten M, Scheitza A, Cnyrim A (Hg) Interkulturelle Kompetenz im Wandel Band 2. LIT Verlag Berlin

Vervin S (2017) Psychoanalytische Arbeit mit traumatisierten Flüchtlingen. In: M Leuzinger-Bohleber et al. (Hg) Flucht, Migration und Trauma: Die Folgen für die nächste Generation (S. 153–174). Göttingen: Vandenhoeck und Ruprecht

Vogel RT (Hg) (2000) Die Psychotherapiestation. Gießen: Psychosozial

Vogel RT (2003) Mensch oder Hirn? Eine Replik. Zeitschr. f. Neuropsychol. 14/3, 261–264

Vogel RT (2013) Existenzielle Themen in der Psychotherapie. Stuttgart: Kohlhammer

Vogel RT (2015) Unlösbar. Existenzielle Themen in Beratung und Therapie. Kontext 46/1, 42–48

Vogel RT (2016) C. G Jung für die Praxis. Zur Integration jungianischer Methoden in psychotherapeutische Behandlungen. 2. Aufl. Stuttgart: Kohlhammer

von Lersner U, Kizilhan J (2017) Kultursensitive Psychotherapie. Göttingen: Hogrefe

Waldenfels B (1999) Vielstimmigkeit der Rede. Studien zur Phänomenologie des Fremden. Frankfurt: Suhrkamp

Wampold BE, Bolt DM (2006) Therapist effects: clever ways to make them (and everything else) disappear. Psychotherapy Research 16/2, 184–187

Wampold BE, Zac BI, Flückiger Ch (2017) Die Psychotherapie-Debatte. Was Psychotherapie wirksam macht. Bern: Hogrefe

Yalom ID (2000) Existenzielle Psychotherapie. Köln: Ed. Humanistische Psychologie

Yalom ID (2017) Wie man wird, was man ist. München: btb

Zielke M, Sturm J (Hg) (1994) Handbuch stationärer Verhaltenstherapie. Weinheim: pvu

Stichwortverzeichnis

V

W

Y

Z